utb 3313



Eine Arbeitsgemeinschaft der Verlage

Böhlau Verlag · Wien · Köln · Weimar
Verlag Barbara Budrich · Opladen · Toronto
facultas · Wien
Wilhelm Fink · Paderborn
Narr Francke Attempto Verlag · Tübingen
Haupt Verlag · Bern
Verlag Julius Klinkhardt · Bad Heilbrunn
Mohr Siebeck · Tübingen
Ernst Reinhardt Verlag · München
Ferdinand Schöningh · Paderborn
Eugen Ulmer Verlag · Stuttgart
UVK Verlag · München
Vandenhoeck & Ruprecht · Göttingen
Waxmann · Münster · New York
wbv Publikation · Bielefeld

UTB Profile

Arist von Schlippe / Jochen Schweitzer

# Systemische Interventionen

4. Auflage

Mit 7 Abbildungen

Vandenhoeck & Ruprecht

Prof. Dr. phil. Arist von Schlippe ist Diplom-Psychologe, Inhaber des Lehrstuhls »Führung und Dynamik von Familienunternehmen« am Wittener Institut für Familienunternehmen (WIFU) an der Universität Witten/Herdecke und lehrender Supervisor, Coach und Lehrtherapeut für Systemische Therapie.

Prof. Dr. rer. soc. Jochen Schweitzer ist Diplom-Psychologe, leitet die Sektion Medizinische Organisationspsychologie im Universitätsklinikum Heidelberg und lehrt Systemische Therapie sowie Coaching und Organisationsentwicklung am Helm-Stierlin-Institut, Heidelberg.

Online-Angebote oder elektronische Ausgaben sind erhältlich unter
**www.utb-shop.de**

Bibliografische Information der Deutschen Nationalbibliothek:
Die Deutsche Nationalbibliothek verzeichnet diese Publikation in der Deutschen Nationalbibliografie; detaillierte bibliografische Daten sind im Internet über http://dnb.de abrufbar.



Reihenkonzept und Umschlagentwurf: Alexandra Brand
Umschlagumsetzung: Atelier Reichert, Stuttgart
Satz: Ruhrstadt Medien, Castrop-Rauxel
Druck und Bindung: Friedrich Pustet GmbH & Co. KG, D-93051 Regensburg

**Vandenhoeck & Ruprecht Verlage | www.vandenhoeck-ruprecht-verlage.com**

UTB-Band-Nr. 3313
ISBN 978-3-8252-5230-4 (UTB-Bestellnummer)

# Inhalt

# Der Sinn systemischer Interventionen

Als »systemisch« wird heute ein Ansatz bezeichnet, der sich ab Mitte des vorigen Jahrhunderts zunächst als »Familientherapie« etablierte, dann aber zunehmend unabhängig vom Familien-Setting spezifische Konzepte und Methoden entwickelte. Heute findet man dieses Modell im psychotherapeutischen Bereich auch als Einzel-, Paar-, Familien-, Gruppen- und Multifamiliengruppentherapie (Ludewig 1992, 2002; von Schlippe / Schweitzer 1996; Boscolo / Bertrando 1997, Schiepek 1999; Kriz 2001; Schindler 2005) – im Jahr 2008 erfolgte nach langen Auseinandersetzungen die Anerkennung der systemischen Therapie als wissenschaftliches Verfahren ( von Sydow / Beher / Retzlaff / Schweitzer 2007). Man findet das Modell im Erziehungs- und Sozialwesen als systemische Pädagogik (Voss 2005), in der Kindertherapie (Retzlaff 2008) bzw. in der sozialen Arbeit (Ritscher 2002). Besonders stark hat es sich in Profit- und Nonprofit-Unternehmen als systemisches Management und als systemische Führungskräfte-, Team- und Organisationsberatung (Trebesch 2000, Königswieser / Hillebrand 2004, Wimmer 2004) etabliert. Zudem ist eine Vielzahl von Methoden und Interventionsformen entstanden (z.B. Königswieser / Exner 2002; Schwing / Fryszer 2006; Hansen 2007; Caby / Caby 2009; Klein / Kannicht 2009).

Schlagwortartig lässt sich der Ansatz dabei mit folgenden Aspekten skizzieren:

1. Ein Problem – wie das psychosomatische Symptom eines erkrankten Menschen, die schlechten Noten eines Schülers, der Leistungsabfall eines Mitarbeiters oder die Korruptheit einer Behörde – wird als *Geschehen gesehen, an dem viele verschiedene miteinander interagierende Menschen beteiligt sind*, nicht als ein »Wesensmerkmal«, das eine Person oder ein soziales System »hat«. Es wird nach einem kontextuellen Verständnis von Störungen, Problemen und Interventionsanlässen gesucht (Nicolai et al. 2001). Der Fokus verschiebt sich damit von der Frage: Wer hat das Problem, seit wann und warum?« zu den Fragen: »Wer ist als bedeutsames Mitglied des jeweiligen sozialen Kontextes zu sehen und wer beschreibt das Problem wie?« und »Wer beschreibt das Problem und die damit verbundenen Interaktionen in welcher Weise?«

2. Eine besondere Rolle spielen dabei *die Kommunikation und die von den verschiedenen Menschen erzählten Geschichten*: »Wirklichkeit« wird als Ergebnis sozialer Konstruktion angesehen, nicht als etwas, das objektiv ist und ein für allemal Gültigkeit besitzt. Jede Beschreibung eines

Gesprächspartners ist gleichermaßen bedeutsam. Ein wesentlicher Aspekt der systemischen Beratung unterstützt Menschen darin, zu ihrer Art zu kommunizieren und zu den von ihnen selbst erzählten Geschichten *selbstreferente* Positionen einzunehmen. Selbstreferenz bedeutet hier, dass jemand sozusagen der eigene Beobachter werden kann und so über mehr Wahlmöglichkeiten verfügt, indem er oder sie ein Bewusstsein dafür entwickelt, selbst für den eigenen Anteil am Kommunikationsmuster, für die eigene Tradition der Geschichtenerzählung verantwortlich zu sein. Hilfreich ist dabei die Nutzung der Beobachtungen Anderer *(Fremdreferenzen)*, die dem sich selbst Beobachtenden angeboten werden.

3. Lebende und soziale Systeme werden als selbstorganisiert angesehen und dabei vor allem unter zwei Gesichtspunkten gesehen: *Dynamik und Komplexität*. Systeme zeigen sich zu unterschiedlichen Zeiten im Entwicklungsverlauf eher einfach oder komplex, stabil oder instabil. Veränderungsprozesse, die sich in Bereichen hoher Komplexität und großer Instabilität abspielen, sind nicht im herkömmlichen Sinn zu »steuern« (»Ganz genau so soll und muss das laufen!«), vielmehr geht es dort darum, die Randbedingungen für Musterveränderungen zu gewährleisten (Kruse 2004). Hilfe wird also eher als Rahmensteuerung oder Kontextsteuerung gesehen (Nicolai et al. 2001; Schiepek 2004 spricht in dem Zusammenhang von »Prozessmanagement«) und nicht als Verhaltenssteuerung. Anders gesagt: Eine systemische Praxis kann Gelegenheiten bieten, dass ein System »anregungsoffen für Zufälle ist« (Luhmann 1988, S. 132) und dafür sorgen, »dass die Gelegenheiten häufiger kommen, als sie von selbst kommen würden. Wie kann man von vornherein in der Kommunikation ein System so anlegen, dass eine gewisse Wahrscheinlichkeit dafür besteht, dass irgendetwas so Nutzbares gesagt wird, obwohl man das nicht voraussehen kann?« (ebd.).

4. Es wird versucht, *sensibel für die Möglichkeiten* zu sein, die in dem jeweiligen System liegen. So wird vordringlich nach Ressourcen gefragt, danach, was gut funktioniert (»Wann haben Sie das letzte Mal erlebt, dass es gut lief?«) und gefragt, ob sich in diesen Qualitäten Ansatzpunkte für Lösungen finden. Die Suche nach neuen Ideen und neuen Bildern hat Vorrang vor dem Gespräch über das, was nicht funktioniert (Conen 2007).

5. Mit allen Beteiligten soll eine *Kooperationsbeziehung* entwickelt werden. Diese bezieht das fragliche soziale System, aber auch Außenstehende mit ein, etwa Kunden, andere Auftraggeber, Kooperationspartner, ja auch Konkurrenten usw. Kernfrage ist: Wie können die Beteiligten ihre Möglichkeiten so zusammenbringen, dass ein gutes Ergebnis erzielt wird?

6. Eine besondere Herausforderung für die systemische Beratung ist es, für alle Beteiligten in diesem Kooperationsnetzwerk *wertschätzende Beschreibungen* zu finden, also auch hinter scheinbar destruktivem Verhalten nach dem potenziell konstruktiven Beitrag zu suchen. Lösungen haben besonders dann Bestand, wenn »alle gewinnen«.

Was kann als »Gegenstandsbereich« systemischer Beratung verstanden werden? In der Familientherapie wird von der Erfahrungswelt einer Familie als gemeinsamer Konstruktion gesprochen, die auf einem »Familienparadigma« beruht (Reiss / Olivieri 1983), also einem Satz gemeinsam geteilter basaler Überzeugungen über die Welt. Diese Erkenntnis, dass soziale Systeme dazu tendieren, die Wirklichkeitserfahrungen der Systemmitglieder auf gemeinsam geteilte Prämissen zu beziehen, ist eine wesentliche Erkenntnis des Konstruktivismus. Stierlin (1988) spricht als Familientherapeut in diesem Zusammenhang von »Familiencredo«, Schneewind (1991) schlägt als Familienforscher den Begriff des »familienspezifischen internen Erfahrungsmodells« vor, in das das subjektive Wissen von der Familienrealität des jeweils Einzelnen einfließt. Gemeint ist dabei nicht, dass die Wirklichkeitserfahrungen der einzelnen Familienmitglieder homogen sind. Oft im Gegenteil: Vielen Konflikten in Familien liegen ja scheinbar unvereinbare Gegensätze zugrunde. Die Perspektiven der Einzelnen sind jedoch eng aufeinander bezogen, ja manchmal so sehr ineinander verschlungen, dass man als Berater nur staunend die Geschwindigkeit beobachten kann, in der die Familienmitglieder aufeinander reagieren, sich anklagen, beschuldigen und verteidigen, Aussagen »richtigstellen«, die doch so einfach zu sein schienen und sich im Gestrüpp der wechselseitigen Beschreibungen ihrer Wirklichkeit*en* oft heillos verirren. In Familien mit Symptomträgern zeigt sich dabei häufig, dass diese Beschreibungen nicht mehr angemessen rückgekoppelt werden, sondern dass die Erwartungen einer Person darüber, wie die andere »ist«, erstarren. Im Laufe der gemeinsamen Geschichte wurde eine Wirklichkeit erzeugt, die leidvoll und quälend erlebt wird. Der kommunikative Austausch der Familienmitglieder ist in Form starrer Muster ineinander verwoben – und genau diese Muster sind der Gegenstandsbereich systemischer Beratung. In der Sprache der Selbstorganisationstheorie kann man sagen, dass sich die beteiligten Personen auf eine bestimmte Art von Ordnung der Wirklichkeit, ein starres Muster festgelegt haben.

Kriz (1999) überträgt in diesem Zusammenhang das Konzept des Attraktors aus der Selbstorganisationstheorie auf den Bereich menschlicher Sinnerzeugung: Ein »Sinnattraktor« ist ein (relativ) stabiler kognitiver

Zustand (»Schema«), den eine Person entwickelt hat – von sich selbst, von den sie umgebenden Personen, von ihrer Umwelt; es ist eine bestimmte Form, die Welt zu sehen. Diese Sinnattraktoren folgen einer Komplettierungsdynamik, die Julian Jaynes als »Narrativierung« beschrieben hat (1993): Einzelne, isolierte Aspekte der Wahrnehmung werden mit anderen isolierten Aspekten und mit Gedächtnisstücken zu zusammenhängenden Geschichten gefügt, »narrativiert«. Das Gedächtnis »schreibt seine Lebenserinnerungen« sozusagen selbst (von Foerster 1991, Kotre 1995). So benutzen die Interaktionspartner in manchen Fällen einander nur noch, um sich gegenseitig ihre Weltbilder zu bestätigen, die Neugier aufeinander geht verloren: »Sehen Sie's? Das war mal wieder typisch!« Das sich in jeder Familie im Laufe der Zeit einschleichende »längst Bekannte« ist hier ins Extrem gesteigert: Reagiert wird nicht mehr auf das, was geäußert wurde, sondern auf das, was aufgrund einer bereits vorliegenden Geschichte *erwartet* wird. Die von einer Person gebildeten Sinnattraktoren entstehen aus der Tendenz menschlicher Kognition, zu ordnen, Kategorien zu bilden, und damit Komplexität zu reduzieren. Das Erzeugen von Ordnung als »fundamentale Operation alles Lebendigen« scheint ein bedeutenderes Motiv für Menschen zu sein als das Streben nach Glück. Menschen fürchten nichts mehr als das Chaos und darum wählen sie eine Ordnung auch dann, wenn sie quälend ist.

**Beispiel**

Ein trauriges Beispiel aus der Kinder- und Jugendpsychiatrie: Ein 13-jähriger Junge mit extrem schlechtem Selbstwertgefühl zeigte sich auf der Station sehr schwer haltbar. Im Teamgespräch wurde vereinbart, diesem Jungen besondere Aufmerksamkeit zukommen zu lassen, kleinste positive Ansätze freundlich zu kommentieren und ihm immer wieder zu versichern, dass er von den Betreuern geschätzt würde. Die Reaktion auf eine Aussage wie: »Thomas, ich mag dich richtig gern!« bestand dann jedoch in einer massiven Steigerung seiner Spannung, die Augen flackerten und er wurde unruhig und fahrig, bis er eine Tasse so auf den Boden warf, dass sie zersplitterte. In dem Moment, wo die Betreuerin dann zu schimpfen begann: »Mensch! Kannst du nicht aufpassen!«, ging eine erkennbare Entspannung durch ihn: »Ich wusste doch, dass keiner mich mag!« – Die Welt war wieder in Ordnung, so unglücklich sie auch sein mochte.

So bestätigen sich einmal gefundene Sinnattraktoren kontinuierlich selbst, weil sie die einmal gefundene Ordnung aufrechterhalten: Die Welt ist zwar nicht schön, aber sie ist vorhersagbar, der andere »ist so und nicht anders«!

Jedes Ereignis, das zu dem jeweiligen Attraktor passt, wird als »typisch« bezeichnet, Ereignisse, die davon abweichen, werden entweder ignoriert oder als »Ausnahme« gekennzeichnet. Simon / Rech-Simon (1999) sprechen in diesem Zusammenhang von der »Bestätigungslogik des Nichts-Neues-Syndroms«: »Was immer ein Familienmitglied auch tun mag, es ist immer schon klar, was das zu bedeuten hat... Jedes Familienmitglied nimmt nur bestimmte Verhaltensweisen der anderen wahr, es hat seine festgelegten Bewertungskriterien, urteilt dementsprechend und wendet die bereits früher erprobten Erklärungsschemata an« (S. 219).

Aus diesem Grund wird der Sinn von systemischer Beratung auch darin gesehen, »Ordnungs-Ordnungs-Übergänge« zu ermöglichen, also einen einmal gewählten »Sinnattraktor« dann verlassen zu helfen, wenn dieser für den oder die Beteiligten Leid erzeugend geworden ist, denn dieser – um noch einmal die Sprache der Selbstorganisationstheorie zu bemühen – »versklavt« als »Ordner« die Prozesse, die ihm untergeordnet sind: Denken, Gefühle und Verhalten werden durch den einmal gewählten Sinnattraktor (im Problemfall auch »Störungsattraktor« genannt) weitgehend bestimmt.

Der Begriff »Beschreibung« und der Bezug auf Sprache könnte nun nahelegen, es ginge nur um kognitive, verstandesmäßige Prozesse. Doch Sprache tritt nicht abstrakt, sondern in Form von *Geschichten* auf (dies wird besonders vom »sozialen Konstruktionismus« thematisiert, z.B. Gergen 2002, auch Deissler 1997, Anderson / Goolishian 1992). Menschliches Leben findet nicht abstrakt in Sprache, sondern *in einer Welt von gemeinsam geteilten und mit-geteilten Bedeutungen* statt, d.h. in ständiger Konversation, im Gespräch und im Erzählen von Geschichten, wodurch wir unsere Wirklichkeit stabil halten und uns unsere Identitäten wechselseitig bestätigen – und das Erzählen der Geschichte braucht den Zuhörer: »Ich glaube, wer Geschichten erzählt, muss immer jemanden haben, dem er sie erzählt, nur dann kann er sie auch sich selbst erzählen« (Eco 2001, S. 241).

Aus verschiedenen Blickwinkeln und mit verschiedenen Methoden geht es nun im Beratungsprozess immer wieder um die Frage, wie es möglich wird, sich in ein solches Geflecht von sich gegenseitig stabilisierenden Geschichten »einzufädeln« und Angebote zu machen, diese Geschichte anders zu sehen, die gewohnten Beschreibungen zu dekonstruieren. Denn das Geflecht aus Geschichten trägt die Einzelnen nicht mehr flexibel, sondern ist im Laufe der Zeit zu einem Gefängnis geworden, zu einem »Problem«: Es passiert »immer dasselbe«, der andere (Kollege, Mitarbeiter, Partner oder wer auch immer) ist »so« und nicht anders:

»Menschen sind unverbesserliche und geschickte Geschichtenerzähler – und sie haben die Angewohnheit, zu den Geschichten zu werden, die sie erzählen. Durch die Wiederholung verfestigen sich die Geschichten zu Wirklichkeiten, und manchmal halten sie die Geschichtenerzähler innerhalb der Grenzen gefangen, die sie selbst erzeugen halfen« (Efran et al. 1992, S. 115).

Menschen entwickeln im Verlaufe ihres sozialen Umgangs mit anderen nicht nur ein Bild von sich selbst und eine Beziehung zum anderen, sondern auch Bilder davon, *wie sie von anderen gesehen werden.* Sie bilden nicht nur eigene Erwartungen an andere aus, sondern auch Erwartungen darüber, was andere von ihnen erwarten.

**Beispiel**

In einer klassischen Untersuchung befragten Laing et al. (1971) zwölf klinische und zehn unauffällige Ehepaare. Der zirkuläre Aufbau der Befragung war für die Zeit damals revolutionär: Jeder Partner wurde allein befragt, aber nicht nur darüber, was er oder sie von der Partnerschaft hielt, sondern auch dazu, was er dächte, wie sein jeweiliger Partner/seine Partnerin wohl diese Fragen beantworten würde.
Die Ergebnisse der komplexen qualitativen Analyse zeigten – hier in aller Kürze skizziert –, dass die Störung eines Paares nicht unbedingt bei der direkten Befragung erkennbar wurde. Beispielsweise bejahte ein Mann, allein befragt, die Frage, ob er seine Frau liebe, die Frau ebenfalls. Störungen zeigten sich auf einer anderen Ebene, nämlich, was die Partner jeweils vermuteten, was der andere wohl antworten würde. Wenn also der Mann befragt wurde, ob er dächte, dass seine Frau ihn liebe, dann begann er zu zögern: Er sei sich nicht sicher. Ähnliches antwortete die Frau. Eine Stufe weiter gefragt, ob er dächte, dass sie sich von ihm geliebt fühle (und vice versa), war die Antwort oft eindeutig negativ. Störung zeigte sich also auf der Ebene der »Metaperspektive«: Was der eine vermutet, was der andere über ihn/sie denkt und was der andere vermutet, was der eine von ihm/ihr denkt (von Schlippe 2001).

In der Systemtheorie Luhmanns (Luhmann 1984) findet sich in diesem Zusammenhang der Begriff der »Erwartungs-Erwartungen«: Eine Person bildet Erwartungen darüber aus, welche Erwartungen von anderen an sie gestellt werde. Und da eine Person nie für sich allein ist, greifen die Erwartungs-Erwartungen der verschiedenen Mitglieder eines Systems ineinander und bilden Muster, die wir (in heutiger Terminologie) als *selbstorganisiert* bezeichnen. Sie sind entstanden, weil sie entstanden sind – und nicht aufgrund von irgendwelchen psychopathologischen Vorgängen. Und sie halten sich aufrecht, weil sie sich aufrechterhalten. Es wird meist als wenig sinnvoll angesehen, bestimmte Ursachenkonstellationen dafür zu untersuchen. Dies ist eine ganz andere Beschreibung, als etwa soziale Situationen lerntheoretisch im Sinne wechselseitiger Verstärkung der einzelnen Familienmitglieder untereinander zu verstehen: »Erwartungs-Erwartungen veranlassen alle Teilnehmer, sich wechselseitig zeitübergreifende ... Orientierungen zu unterstellen. Damit wird verhindert, dass soziale Systeme in der Art bloßer Reaktionsketten gebildet werden, in denen ein Ereignis mehr oder minder voraussehbar das nächste nach sich zieht... Die Reflexivität des Erwartens ermöglicht dagegen ein Korrigieren (und auch ein Kämpfen um Korrekturen) auf der Ebene des Erwartens selbst« (Luhmann 1984, S. 414).

Zitat

*Menschen sieht man nicht wie Häuser, Bäume und Sterne. Man sieht sie in der Erwartung, ihnen auf eine bestimmte Weise begegnen zu können und sie dadurch zu einem Stück des eigenen Inneren zu machen. Die Einbildungskraft schneidet sie zurecht, damit sie zu den eigenen Wünschen und Hoffnungen passen, aber auch so, dass sich an ihnen die eigenen Ängste und Vorurteile bestätigen können. Wir gelangen nicht einmal sicher und unvoreingenommen bis zu den äußeren Konturen eines anderen ... Und so sind wir uns doppelt fremd, denn zwischen uns steht nicht nur die trügerische Außenwelt, sondern auch das Trugbild, das von ihr in jeder Innenwelt entsteht. Ist sie ein Übel, diese Fremdheit und Ferne? Müsste uns ein Maler mit weit ausgestreckten Armen darstellen, verzweifelt in dem vergeblichen Versuch, die Anderen zu erreichen? Oder sollte uns sein Bild in einer Haltung zeigen, in der Erleichterung darüber zum Ausdruck kommt, dass es diese doppelte Barriere gibt, die auch ein Schutzwall ist? (Pascal Mercier 2004, S. 100f.)*

Was hier in dichterischer Sprache anklingt, ist ein Phänomen, das eng mit den Erwartungs-Erwartungen verknüpft ist: das »Problem der doppelten Kontingenz«. Mit Kontingenz bezeichnet Luhmann (er folgt dabei Talcott Parsons) die Möglichkeit, dass etwas sein könnte oder auch nicht sein könnte. Im Gegensatz zum Tier haben Menschen die Möglichkeit, sich überraschend und unvorhersehbar zu verhalten. Doppelte Kontingenz bedeutet, dass dies für zwei Handelnde gleichermaßen zutrifft: Sie sind gegenseitig in ihren Handlungen nicht festgelegt. Für sich selbst erlebt jeder dies als Verhaltensspielraum, in Bezug auf den anderen als

Erwartungsunsicherheit (Luhmann 1984, S. 148ff., Simon et al. 1999, S. 187). Menschen können in Bezug auf den anderen nie sicher sein. Sie müssen sich immer auf unsichere Prämissen stützen: Meint mein Gegenüber es wirklich ernst? Nur im Bereich der doppelten Kontingenz, so Luhmann, haben Begriffe wie Vertrauen und Misstrauen ihren Sinn: »Vertrauen muss kontingent, d.h. freiwillig erwiesen werden … Es hat den sozialen Funktionswert von Vertrauen nur, wenn es die Möglichkeit des Misstrauens sieht« (Luhmann 1984, S. 181). In Systemen, die um Rat nachsuchen, hat man es nun mit Prozessen zu tun, in denen gewohnte Abläufe aufgrund von Konfliktdynamiken nicht (mehr) funktionieren. Dann finden wir oft eine Situation vor, dass von den beteiligten Personen viel Zeit darauf verwandt wird, über die Beziehungen nachzudenken, nachzugrübeln. Man fragt sich, ob man geschätzt, geachtet, geliebt, zumindest noch einigermaßen akzeptiert wird – oder man geht sogar ganz sicher davon aus, dass dies nicht so ist: »Die Mitglieder einer Familie reagieren ... nicht auf die Gefühle und Gedanken des jeweils anderen, sondern darauf, was sie denken und fühlen, das der andere denkt und fühlt« (Simon / Rech-Simon 1999, S. 32). Im Sinn selbsterfüllender Prophezeiung erzeugt das entsprechende Verhalten des einen beim anderen die Anspannung, die nötig ist, um die negativen Erwartungs-Erwartungen des einen zu bestätigen. Man könnte dies »Selbstorganisation zwischenmenschlichen Unglücks« nennen.

**Beispiel**

*Die Geschichte mit dem Hammer*

Ein Mann will ein Bild aufhängen. Den Nagel hat er, nicht aber den Hammer. Der Nachbar hat einen. Also beschließt unser Mann, hinüberzugehen und ihn auszuborgen. Doch da kommt ihm ein Zweifel: Was, wenn der Nachbar mir den Hammer nicht leihen will? Gestern schon grüßte er mich nur so flüchtig. Vielleicht war er in Eile. Aber vielleicht war die Eile nur vorgeschützt, und er hat etwas gegen mich. Und was? Ich habe ihm nichts angetan; der bildet sich da etwas ein. Wenn jemand von mir ein Werkzeug borgen wollte, ich gäbe es ihm sofort. Und warum er nicht? Wie kann man einem Mitmenschen einen so einfachen Gefallen abschlagen? Leute wie dieser Kerl vergiften einem das Leben. Und dann bildet er sich noch ein, ich sei auf ihn angewiesen. Bloß weil er einen Hammer hat. Jetzt reicht's mir wirklich. – Und so stürmt er hinüber, läutet, der Nachbar öffnet, doch bevor er »Guten Tag« sagen kann, schreit ihn unser Mann an: »Behalten Sie Ihren Hammer, Sie Rüpel!«

Quelle: Watzlawick 1983

# Systemische Interventionen im Profil

# 1

## Der Beginn der Beratung: zwei Fundamente

*Vor aller Veränderungsarbeit stehen zwei wesentliche Aufgaben systemischer Beratung, die im Folgenden getrennt skizziert werden sollen, auch wenn beide Seiten nicht wirklich zu trennen sind: die Prozesssteuerung und die Auftragsorientierung.*

### 1.1 Prozesssteuerung und »Prozess(mit)steuerung«

In der klassischen Familientherapie wurde mit dem Begriff »Joining« die Notwendigkeit beschrieben, dass der / die BeraterIn sich an die ratsuchende Familie »ankoppelt«, z.B. durch einen unbelasteten Kontakt zu jedem Familienmitglied. Zum Joining zu Beratungsbeginn gehört immer auch etwas Smalltalk. Das eigentliche Ankoppeln liegt jedoch durchgängig im Beratungsverlauf in der Prozesssteuerung. Dies könnte missverständlich das Bild nahelegen, dass da jemand (der / die BeraterIn) aktiv »das Steuer in die Hand« nimmt und die Inhalte und die Art ihrer Bearbeitung direktiv und einseitig lenkt. Die Vorstellung einer direkten, systematischen und gezielten Beeinflussung eines anderen Menschen verträgt sich nicht mit dem systemischen Ansatz. Daher schlagen wir vor, eher von »Prozessmitsteuerung« zu sprechen (Loth 1998 verwendet in ähnlicher Weise das Wort »*Bei*-steuern«). Was bedeutet das konkret? Während die Inhalte der Gespräche und der Auftrag natürlich in der Hand der Betroffenen liegen, sorgt der / die BeraterIn dafür, dass im Gespräch ein *Rahmen* angeboten wird, der eine bestmögliche und konstruktive Bearbeitung dieser Inhalte in weitgehend selbstorganisatorischen Prozessen erlaubt.

Vielleicht kann man sagen, dass ein systemisches Vorgehen eher dem Jazz vergleichbar ist als der klassischen Musik: Es gibt einen Rahmen, der die Möglichkeiten begrenzt, doch gibt es keine »richtigen« Töne. Es geht nicht darum, sich einem verpflichtenden Klangbild anzupassen (Gierse 1997). Ähnlich äußert sich auch Schiepek, der von einer »Gesamtimprovisation des Prozesses« spricht, in dem melodische und rhythmische Versatzstücke als dynamische Komponenten einer umfassenden Prozessgestalt eingebaut werden (2004, S. 264f.). Die Kunst liegt eher darin, die Spannung zwischen Arrangement und Improvisation zu nutzen und darin, ein kreatives Feld zu schaffen. Dazu ist es gut zu wissen, welche Töne nicht passen – doch sogar diese können verwendet werden, wenn sie als Ausgangspunkt einer neuen Klangfolge genommen werden. In anderen (sollte man sagen »klassischen«?) Ansätzen von Therapie und Beratung geht es vielmehr darum, »den richtigen Ton zu treffen« und vielleicht macht das den Dialog der »Schulen« untereinander so schwierig. Der in diesem Abschnitt angesprochene Rahmen wäre in dem Bild dann das Akkordschema, das zu dem Stück gehört und der Rhythmus, der es strukturiert. Die Beratung selbst erfolgt dann im »freien Spiel« der Fragen und Hypothesen.

Dieser Rahmen lässt sich als Spannungsbogen zweier ganz unterschiedlicher Funktionen der Prozess(mit)steuerung beschreiben (siehe rechte Seite).

Hier geht es um die affektive Seite der Gestaltung des Rahmens; vielfach wird in dem Zusammenhang von »affektiver Rahmung« gesprochen (Welter-Enderlin / Hildenbrand 1996, 1998, Levold 1997). Durch alle Kanäle, nicht nur durch die Sprache, soll signalisiert werden, dass der Berater »beim anderen« ist. Eine besondere Bedeutung haben dabei die Mikrosignale, durch die man als Gesprächspartner dem anderen »offene Tür« signalisiert (Mimik, Gestik usw.). All dies dient dazu, den Gesprächspartner einer stabilen emotionalen Basis zu versichern, Stabilitätsbedingungen herzustellen. Die *Stabilität* der Beziehung (sie wird Metastabilität oder Rahmung genannt, weil sie sich auf den *Rahmen* des Gesprächs bezieht) ermöglicht es dem Gegenüber, sich der *Instabilität* der Auseinandersetzung mit schmerzhaften und negativen Gefühlen zu stellen. Interessanterweise ist in jüngster Zeit der Begriff der Rahmung auch als spezifisches systemisches Leitungsverständnis ins Gespräch gebracht worden. So sprechen Wedekind und Georgi (2005) von »orientierender Rahmung« und verstehen Führung nach dem Abschied von der Vorstellung der Instruierbarkeit organisationaler Abläufe als Qualität der Bereitstellung kreativ entwickelbarer Gestaltungsräume.

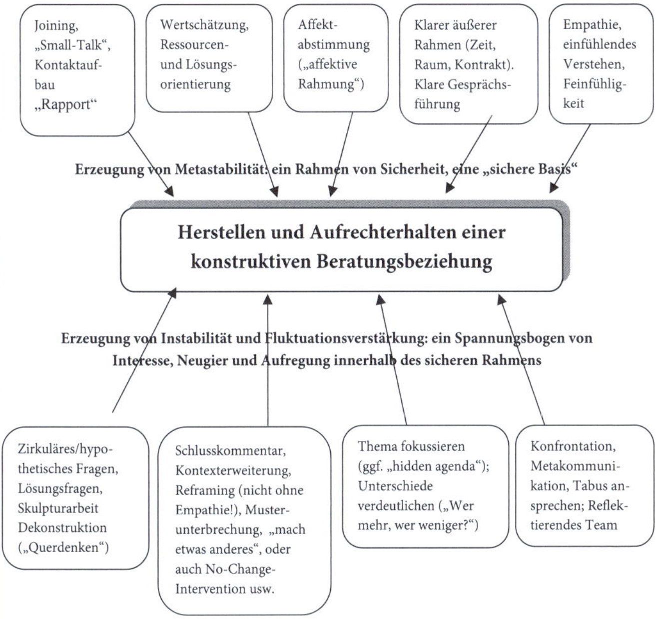


- Steuerung des Prozesses bedeutet: in einem Rahmen von Vertrauen und Sicherheit für bedeutsame Interaktionen sorgen: bei welchem Thema, welcher Frage ist die „Energie“?
- Diese Steuerung spielt sich zum einen auf der Mikroebene des Prozesses ab: Blicke, Lächeln, Bestätigen oder Infragestellen, zum anderen auf einer übergeordneten Ebene: Contracting, Aufträge abklären, Angebote formulieren, größere thematische Bögen schlagen usw.
- Erzeugung von Instabilität ohne sicheren Rahmen ist ethisch nicht vertretbar
- Jedoch zu viel Vergewisserung von Sicherheit kann in eine Dynamik von Lähmung führen

**Abb. 1:** Prozess(mit)steuerung in systemischer Beratung
Metastabilität: Vermittlung von Sicherheit

*Erzeugung von Instabilität*

Auf der »sicheren Basis« der Beratungsbeziehung geht es im nächsten Schritt darum, eine Qualität von Spannung aufrechtzuerhalten, die es möglich macht, dass die Ratsuchenden sich tatsächlich an die kritischen Punkte in ihren Auseinandersetzungen heranwagen. Ein gutes Beratungsgespräch braucht sowohl Neugier und Interesse als auch Aufregung und Mut. Der amerikanische Gestalt-Familientherapeut Walter Kempler sagte einmal, Veränderung werde »im Feuer der Affekte« geschmiedet. Es ist also wesentlich, auf der Basis der stabilen Beziehung kritische Punkte anzuschneiden, mutig zu sein, durchaus auch provokative Fragen zu stellen und den Betroffenen zu helfen, sich mit Themen zu konfrontieren, die sie normalerweise vermeiden. Veränderungsrelevante Auseinandersetzungen sind mithin alles andere als ruhig und sachlich geführte Gespräche, denn es geht um affektiv hoch geladene Inhalte – umso wichtiger ist dabei das Bewusstsein, durch das Fundament des sicheren Rahmens getragen zu sein. (Dies ist der Kern der generischen Prinzipien s. Schiepek / Kröger / Eckert 2003).

Systemtheoretisch gesprochen, geht es an diesem Punkt darum, Fluktuationsverstärkungen zu realisieren (Schiepek 2004). In diesem Zusammenhang hat der Begriff der »Dekonstruktion« (White 1992) seine besondere Bedeutung: gerade durch »Querdenken« (Varga von Kibéd / Sparrer 2000), etwa durch das Umdrehen gewohnter Beschreibungen (z.B. die später vorgestellten Umdeutungen), durch ungewöhnliches Verhalten der Beraterin, durch Musterunterbrechungen, durch kleine Experimente wird versucht, die gewohnte Beschreibung der Wirklichkeit durcheinander zu bringen, um die Chance für neue Erfahrungen zu eröffnen. Die diesem Vorgehen zugrunde liegende Erkenntnis ist, dass die erwünschten hilfreichen Veränderungen als sich selbst organisierende Ordnungsübergänge stattfinden.

Wie Schiepek (ebd.) betont, ist es dabei sehr wichtig, den Kairos, den richtigen Zeitpunkt, zu beachten, denn die gleiche Intervention kann zu unterschiedlichen Zeitpunkten sehr unterschiedliche Effekte zeitigen. Selbstorganisation bedeutet nicht »laufen lassen und das Beste hoffen«, sondern aktiv zu Prozessen beizusteuern, die die Wahrscheinlichkeit solcher Ordnungsübergänge erhöhen – ohne darüber die Kontrolle zu haben (Loth 2005, S. 31).

Das skizzierte Spannungsfeld kann übrigens gut als »Diagnostikum« in der Supervision gesehen werden: Ist die Beratung von beiden Aspekten gekennzeichnet? Nichts ist langweiliger als eine Beratung, in der immer wieder die Sicherheit betont wird (»Sie brauchen jetzt nicht zu antworten, wenn Ihnen das zu schwer fällt«, »Fühlen Sie sich auch ganz wohl?«). Und nichts wäre gefährlicher als die Konfrontation mit schmerzhaften Inhalten ohne affektive sichere Basis. Die Erzeugung von Instabilität ohne tragende Beziehung ist ethisch nicht vertretbar.

## 1.2 Auftragsorientierung – Kundenorientierung

Zum Fundament der Beratung gehört es, sehr genau und sensibel zu sein für das *Auftragsgeflecht*, in das man sich hineinbegibt (von Schlippe /

Schweitzer 1996, S. 148ff.). Je größer und je formaler eine Organisation, desto anspruchsvoller und bedeutsamer wird eine sorgfältige Klärung des Beratungsauftrages: »Wer – will was – von wem – wann – in welchem Umfang – zu welchem Ziel?« (Schweitzer 1995). Denn mit der Zahl der Beteiligten und deren funktionellen Differenzierung (verschiedene Berufsgruppen, Hierarchien, Abteilungen, Arbeitsaufträge, evtl. Standorte) wird es unwahrscheinlicher, dass sich unter den Organisationsmitgliedern ein gemeinsam geteilter Beratungswunsch entwickelt. Es sind in der Regel einige Organisationsmitglieder, die eine Beratung anstreben, an der viele andere teilnehmen sollen. Eine besondere Rolle spielt die Frage danach, welche Auftraggeber sozusagen »verdeckt« mit im Raum sitzen, wer also ein besonderes Interesse an dem (positiven oder negativen) Verlauf der Beratung haben könnte (vgl. Selvini Palazzoli et al. 1983). Wenn deren Erwartungen geklärt werden, ggf. durch ein gemeinsames Treffen, kann man sich u.U. viel Arbeit und Enttauschung ersparen.

- Wer hatte ein besonderes Interesse daran, dass dieses Gespräch zustande kam? Was müssten wir tun, um ihn/sie zu enttäuschen / zufriedenzustellen?
- Wer hat die Beratung empfohlen, vielleicht Sie sogar hierher geschickt, zugewiesen? Was könnte es sein, was er/sie von uns erwartet?
- Wer hat ein größeres Interesse an diesem Gespräch: Sie oder der externe Auftraggeber? (auch möglich: Rangreihe der verschiedenen Beteiligten erstellen).

Der / die BeraterIn steht in gewisser Weise in der Mitte eines »Auftragskarussells« (von Schlippe 2009a). Abb. 2 skizziert am Beispiel eines Teamsupervisionsauftrages ein mögliches Geflecht: Bei den offenen Aufträgen, wie z.B. »die Teamkommunikation zu verbessern« – mag sich das Team durchaus einig zeigen. Doch können unter Umständen unausgesprochene Aufträge darunter liegen, wie im Beispiel in Abb. 2 der Wunsch von Teammitglied 1, der / die BeraterIn möge doch feststellen, dass alle Probleme darin begründet liegen, dass Teammitglied 2 schlicht und einfach unfähig sei. Nr. 2 wünscht sich dagegen unausgesprochen vor allem, vor Nr. 1 geschützt zu werden und Mitglied 3 vermittelt eine Harmonieregel des Teams.

Immer wieder geschieht es in therapeutischen Prozessen – und mehr noch gilt dies in dem stärker fokussierenden Setting der Beratung / Paartherapie, dass die »logische Buchhaltung« durcheinander geht. Erkennbar ist dies daran, dass man beginnt miteinander zu arbeiten, als sei bereits ein klarer Kontrakt erarbeitet. Der Ablaufplan in Abbildung 3

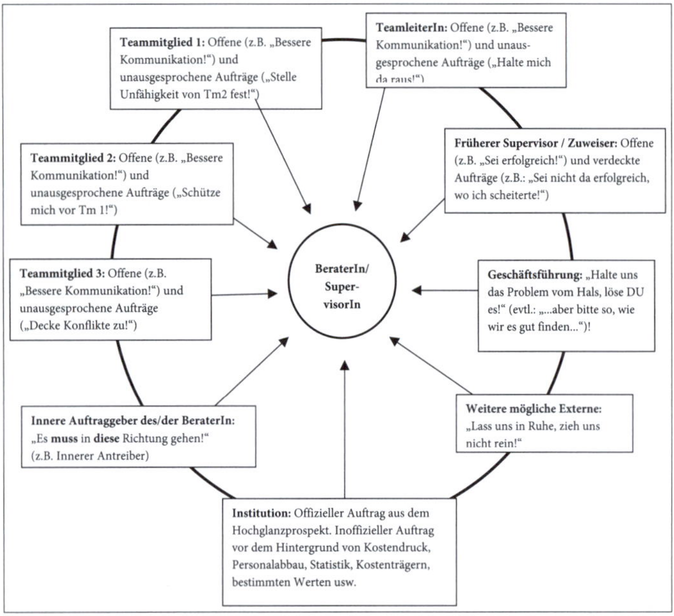


**Abb. 2:** Die Position des Beraters / der Beraterin im Geflecht der Aufträge: Teamsupervision

hilft hier, sich darüber klar zu werden, auf welcher Ebene man sich jeweils befindet (aus von Schlippe 2009c, angelehnt an Loth 1998). Die Struktur kann dabei, auch wenn sie sich sehr »grundsätzlich« anhört und so, als sei sie nur im Erstgespräch bedeutsam, doch auch eine »Hintergrundstruktur« sein, die kontinuierlich wirksam ist und immer wieder innerlich abgefragt werden kann. Sie verhindert, dass man sich zu schnell vom Druck des geschilderten Problems oder Symptoms ergreifen lässt und zu arbeiten beginnt (also gewissermaßen aus dem Anlass sofort selbst den eigenen Kontrakt ableitet).

Kernfragen sind dabei:

- *Weiß ich, was der Anlass ist, der den Ratsuchenden zu mir bringt?* Meist ist es ein konkretes Ereignis, das den Ausschlag gab, aber das heißt nicht, dass es unbedingt die Basis für die gemeinsame Arbeit sein muss, auch wenn es vielleicht drastisch und plakativ ist, so dass man als BeraterIn unwillkürlich denkt, hier müsse Abhilfe geschaffen werden (erkennbar daran, dass man schnell Ideen entwickelt, wie das Problem angegangen werden könnte oder gar müsste).

- *Weiß ich, was das konkrete Anliegen ist, das er / sie verwirklichen möchte?*
  Diese Fragerichtung hilft, schon genauer zu spezifizieren, in welche Richtung die Hoffnungen und Sehnsüchte, aber auch die Befürchtungen des Gegenübers gehen. In ihnen drückt sich implizit auch seine / ihre Alltagstheorie über das Zustandekommen des Problems / Symptoms aus, das daher an dieser Stelle erfragt werden sollte (ebenso wie die möglichen Anliegen anderer bedeutsamer Personen).
- *Weiß ich, was genau mein Gegenüber sich dabei von mir wünscht?*
  Diese Frage zu stellen, kostet manchmal einiges an Überwindung: Der Gesprächspartner hat doch schon gesagt, was er / sie möchte! Doch ist diese Frage zentral, da sie beinhaltet, welche Rolle der Gesprächspartner sich für den Berater im Geschehen vorstellt. Erst wenn dies wirklich klar ist, kann man entscheiden, ob man sich auf das Geschehen einlassen will.
- *Bin ich bereit und in der Lage, genau dies zu bieten?*
  Das ist dann sehr genau zu prüfen: Was von dem, was mein Gegenüber wünscht, kann ich leisten, was will ich, wozu bin ich bereit. Gegebenenfalls ist es möglich, an dieser Stelle einen guten Vorschlag ausarbeiten, der die Möglichkeiten und Grenzen beinhaltet.

Abbildung 3 skizziert den Ablauf der logischen Buchhaltung – der natürlich nicht starr eingehalten, sondern in der Praxis beweglich »umspielt« wird.

1. *Anlass: »Was führt Sie her?«*
- Was führt Sie her, gab es einen Auslöser, einen aktuellen Anlass?
- Warum wünschen Sie gerade jetzt Beratung?

2. *Anliegen: »Was möchten Sie hier erreichen?«*
- Was soll heute hier geschehen?
- Was soll am Ende der Sitzung / der Beratung / der Supervision geschehen sein, damit Sie sagen können (oder: jeder sagen kann): Es hat sich gelohnt?
- Problemdefinition und Anliegen (bei mehreren Gesprächspartnern ggf. von jedem) erfragen, auch Nicht-Anwesende (vor allem Überweisende) können miteinbezogen werden.

*Mögliche Fragen:*
- Zur Problemerklärung: Was vermuten Sie (bzw. ein anderer), wo das beklagte Problem liegt?
- Zur Katastrophenphantasien: Was ist Ihre schlimmste Befürchtung?

Wie erklären Sie es sich, dass es nicht schlimmer ist?
- Zu Lösungsversuchen: Was haben Sie bisher versucht? Gab es Ausnahmen?
- Zu Lösungsideen: Was sollte passieren?

3. *Auftrag: »Was wollen Sie von mir?«*
- Was genau wollen Sie dabei von mir?
- Womit würde ich Sie enttäuschen?
- Wer sonst von den Anwesenden oder nicht Anwesenden möchte etwas von mir – und was genau? Möchten Sie das auch? Wie gehen wir mit möglichen Diskrepanzen der Interessen um?

4. *Kontrakt: »Was biete ich an?«*
- Das habe ich verstanden (zusammenfassen).
- Wertschätzung von jedem: Jeder hat ein gutes Motiv!
- Kooperationsbasis finden über:
  a) Passung / Abgrenzung: das kann ich mit meinen Mitteln / können wir hier in der Institution leisten, das – zumindest in dieser Form – nicht, aber:
  b) Angebot: das kann ich Ihnen anbieten
- Äußerer Rahmen (vorläufige Sitzungsanzahl, Ort, Geld usw.)

5. *(Zwischen-)Bilanz: »Wo stehen wir jetzt?«*
War es bisher ein guter Weg? Sind Sie zufrieden?
Bin ich zufrieden?
Neue Ideen, Wünsche, ggf. modifizierter Kontrakt

**Abb. 3:** Vom Anlass über das Anliegen zum Contracting. Ein Leitfaden für das systemische Erstgespräch

Die Strukturierung der Auftragssituation mit Hilfe von Abbildung 3 wird häufig von Beratern als sehr hilfreich erlebt. Es empfiehlt sich daher, bei der Bearbeitung dieses Textes diese im Rahmen von Rollenspielen oder auch kleineren Praxisprojekten auszuprobieren und zu nutzen. Es besteht dabei jedoch keine Notwendigkeit, Anlässe und Anliegen konsequent hintereinander zu ordnen. »In der Regel entspricht es eher einem organischen Gesprächsverlauf, Anlässe und Anliegen hin- und herzubewegen, mal mehr auf der einen, mal mehr auf der anderen Seite der Medaille« (Loth 2005). Methoden der ausführlicheren Erarbeitung der Auftragssituation mit Hilfe systemischer Fragen werden später vorgestellt.

Während in informellen und kleinen Systemen (klassisch: Familien und Paare) die Auftragsklärung im ersten gemeinsamen Gespräch erfolgen kann, sollte sie nach unserer Erfahrung in der Organisationsberatung bereits im Vorfeld erfolgen. Zu Beginn der ersten Beratungssitzung sollten alle Anwesenden über Ziel und groben Ablauf derselben informiert sein – und damit die Chance gehabt haben, bei Ablehnung oder großem Unbehagen dieser Beratungssitzung fernzubleiben – notfalls per Krankmeldung, falls die Leitung die Teilnahme zur Pflicht macht. Man sollte als Berater nicht darauf vertrauen, dass dies durch den Auftraggeber schon geleistet wurde, sondern dies selbst sicherstellen. Man sollte auch nicht darauf vertrauen, dass eine Beratungsanfrage gut durchdacht ist und eine Einladung zu einer beiderseits Erfolg versprechenden Kooperation darstellt. Eine gute Auftragsklärung kann auch dazu führen, dass eine angedachte Organisationsberatungsmaßnahme nicht stattfindet.

Für eine sorgfältige Auftragsklärung hat sich folgender Ablauf bewährt:
1. Telefonisch oder schriftlich machen wir eine grobe Vorabklärung des Anliegens sowie der äußeren Rahmenbedingungen (zeitlicher Umfang, Ort, Honorar).
2. In einem intensiven persönlichen Auftragsklärungsgespräch mit der Person oder Gruppe, die die Beratung sucht (im Folgenden »Auftraggeber« genannt) sprechen wir über diese Themen:

   (1) Ziele (gewünschte Beratungsergebnisse) und methodische Vorstellungen (gewünschte Beratungsmethode) des Auftraggebers
   (2) Beteiligte: Wer ist für diese Ziele wichtig? Wer soll eingeladen werden? Wer soll nicht eingeladen werden (und warum nicht)? Soll die Teilnahme verbindlich oder freiwillig sein (und warum)?
   (3) Euphorie, Skepsis und Einladungspolitik: Mutmaßliche Haltung der Eingeladenen wie der nicht Eingeladenen zu der vorgesehen Beratung; Überprüfung, ob die vorgesehene Einladungspolitik sinnvoll erscheint?
   (4) Vorerfahrungen: Gibt es Vorerfahrungen mit Organisationsberatung? Als wie erfolgreich oder erfolglos werden diese erinnert? An welche davon sollte man anknüpfen, an welche nicht?

(5) Ablauf: Welche Themen sollten in welcher Reihenfolge und in welcher Form behandelt werden? Welche Beratungsformen wären für die Eingeladenen »allzu langweilig«, welche »allzu experimentell«, welche »anregend« und welche »genau passend«?
(6) Bilanz: Lohnt sich nach den Ergebnissen des Auftragsklärungsgespräches die vorgesehen Beratung überhaupt? Soll es bei dem Plan bleiben, oder haben sich andere, evtl. erfolgversprechendere Handlungsideen entwickelt? Wie sähen diese aus?

3. Eventuell ist nun die geplante Beratung schon beendet, bevor sie anfing. Erscheint sie sinnvoll, dann entwickeln wir als Berater einen Ablaufplan, der Ziele, Themen, Arbeitsformen, Zeitplan und Ort der Beratung beschreibt. Je mehr und je beratungsunerfahrenere Teilnehmer, umso genauer beschreiben wir unseren Ablaufplan. Nach unserer Erfahrung reduziert diese Transparenz jenen Teil der allfälligen Befürchtungen, die mit der Unvorhersehbarkeit des Beratungsereignisses zusammenhängen.
4. Diesen Ablaufplan senden oder mailen wir allen vorgesehenen Teilnehmern zu – mit der Bitte, uns noch vor der Veranstaltung eine Rückmeldung zu geben. Idealerweise holen wir uns diese Rückmeldung »persönlich« ab, z.B. als kurze Besucher einer routinemäßigen Abteilungskonferenz oder in einer kurzen Telefonkonferenz mit den Vertretern wichtiger Teilnehmergruppen (z.B. Betriebsrat, Außendienstmitarbeiter, Pflegedienst).

Es empfiehlt sich, sich daran zu gewöhnen, regelmäßig die Arbeit an dem vereinbarten Contracting und den bislang erarbeiteten Zwischenergebnissen zu evaluieren. Hargens (2005) schlägt vor, etwa jede siebte Frage so zu formulieren: »Wenn wir so darüber reden und an Ihrem Anliegen arbeiten, kommen Sie dann Ihrem Ziel näher oder nicht?«

## Literatur zum Weiterlesen

**Schlippe**, A. von (2003). Grundlagen systemischer Beratung. In: Zander, B. / Knorr, M. (Hg.). Systemische Arbeit in der Erziehungsberatung. Göttingen: Vandenhoeck & Ruprecht, 30-54

**Schweitzer**, J. (1995). Kundenorientierung als systemische Dienstleistungsphilosophie. Familiendynamik 20 (3), 292-313

# Unfreiwilligkeit und Dreieckskontrakte

*Eng mit dem Thema »Auftragsklärung« ist das der Entwicklung eines Kontraktes verbunden. Kontrakte können formal und inhaltlich gestaltet werden und eine mehr oder weniger detaillierte Festlegung auf vereinbarte Ziele beinhalten. Einigkeit besteht darin, dass diese Ziele, auch wenn sie explizit formuliert worden sind, nicht so eng ausgelegt werden sollten, dass sie kein »Nachjustieren« mehr ermöglichen. Daher ist eigentlich das englische »Contracting« dem statischen Nomen »Kontrakt« vorzuziehen, da darin der Prozesscharakter deutlicher wird. Besonders bedeutsam sind in diesem Zusammenhang noch zwei Themen, die in Beratungen immer wieder thematisiert werden: Unfreiwilligkeit und Dreieckskontrakte.*

## 2.1 Systemisches Arbeiten im Kontext von Unfreiwilligkeit

Nicht selten wird durch eine Klärung des Auftragskontextes deutlich, dass die direkten Gesprächspartner an dem Gespräch eigentlich gar nicht interessiert sind und nur kommen, weil sie »müssen« (Liechti 2009).

Ein straffällig gewordener Mann kommt nur unter gerichtlicher Auflage zum Psychotherapeuten; ein Abteilungleiter besucht einen Coach, weil er ohne Verbesserung seiner Performance seinen Job zu verlieren droht; Eltern stimmen einer aufsuchenden Familientherapie zu, weil ihnen sonst das Sorgerecht entzogen wird. Hier ist die Fähigkeit besonders gefragt, mit den unfreiwilligen Gesprächspartnern eine Kooperationsbeziehung aufzubauen. Der Schlüssel liegt darin, Unfreiwilligkeit (Kooperationsverweigerung) als ein *Lösungsverhalten* anzusehen (Conen 1999, 2005). Das bedeutet die Bereitschaft, mögliche Bedeutungen unfreiwilligen Verhaltens zu verstehen und darin liegende Kooperationspotenziale zu erschließen. So kann unfreiwilliges Verhalten ein Hinweis darauf sein, dass die Problemdefinition einer dritten Person abgelehnt wird – und somit eine wichtige Ressource für die Identität des Betroffenen darstellen, in der Verweigerung liegt seine ganze Kraft und der Schlüssel zu seinem persönlichen Selbstwertgefühl. Wenn diese Qualitäten anerkannt und gewürdigt werden, kann das schon ein wichtiger Schritt in Richtung auf mehr Kooperation sein.

Es ist daher wichtig zu vermeiden, in einen Machtkampf über die »richtige« Problemdefinition zu geraten. Stattdessen sollte untersucht werden, wie die konkrete Situation genutzt werden kann. In dem »unmöglichen Dreieck« zwischen einer Kontrollinstitution, die Druck oder gar Zwang ausübt, einem Klienten(system) der / das kein Problem benennt oder das Problem völlig anders verortet und einem / einer BeraterIn, der / die eine minimale Eigenmotivation als Grundlage der Kooperation erwartet, bietet sich ein Kooperationsangebot der folgenden Form an:

Wie kann ich Ihnen helfen,
- dass die anderen Sie in Ruhe lassen,
- dass die anderen nicht mehr denken, dass Sie ...
- dass Sie mich so schnell wie möglich wieder loswerden?

Ein Fragemuster wie das folgende könnte helfen, einem Kooperationskontrakt näher zu kommen:
- Wessen Idee ist es, dass Sie hierher kommen?
- Was veranlasst ihn / sie anzunehmen, dass Sie hierher kommen sollten?
- Was möchte er oder sie, was hier geschehen soll? Wie erklärt er das Problem? (Problem- und Zieldefinition des Dritten)
- Ist das etwas, was auch Sie wollen? Sind Sie damit einverstanden? Wenn ja, kann ein Kontrakt entwickelt werden.
- Bei »nein« können verschiedene Fragebereiche wichtig sein, z.B.:
  - Was möchten Sie durch Ihr Kommen erreichen? (Es ist sinnvoll, davon auszugehen, dass bereits das Kommen ein Minimum an Kooperationsbereitschaft beinhaltet – und sei es, um den Dritten zufriedenzustellen.)
  - Wissen Sie, was der / die Dritte von Ihnen konkret an Veränderung möchte? (An dieser Stelle kann dann ggf. entschieden werden, zu einem Gespräch zu dritt einzuladen oder den / die KlientIn zu bitten, diese Frage mit dem Dritten abzuklären.)
  - Welche Konsequenzen entstehen, wenn Sie nicht zu den Sitzungen kommen? Was sind Sie bereit zu tun, um die Konsequenzen zu vermeiden? Wie kann ich dazu beitragen, dass Sie mich schnellstmöglich wieder loswerden?

Wenn es nicht gelingt, zu einem Kooperationsansatz zu kommen, sollte nach einer Möglichkeit gesucht werden, das Verhalten des Gesprächspartners wertschätzend zu beschreiben, indem etwa die Bereitschaft betont wird, sehr viel zu investieren und auch zu riskieren, um aufrichtig zu bleiben und sich nicht verbiegen zu lassen. Das Gespräch kann beendet werden mit der Möglichkeit, sich wieder zu melden oder es sollten Bedingungen formuliert werden, unter denen der / die BeraterIn zu weiterer Kooperation bereit ist (Walter u. Peller 1994).

## 2.2 Dreieckskontrakte

Eng mit dem Thema Unfreiwilligkeit verbunden ist das Thema, wie ein Dritter, der nicht unmittelbar in die Situation einbezogen ist, trotzdem als Vertragspartner angesehen werden kann. Ein Dreieckskontrakt, auch »Triadisches Contracting« genannt, um den Prozesscharakter des Geschehens stärker zu betonen, ist in allen Fällen angezeigt, in denen man es mit mehr als einem Auftraggeber zu tun hat. In der Zeichnung kann A eine Einzelperson, ein Team oder eine Familie sein, B der / die BeraterIn. C kann dann ein Chef, ein Geldgeber, eine Behörde, der Lehrer des Kindes – aber auch die eigene Institution sein, die bestimmte Regeln oder Beschränkungen setzt.

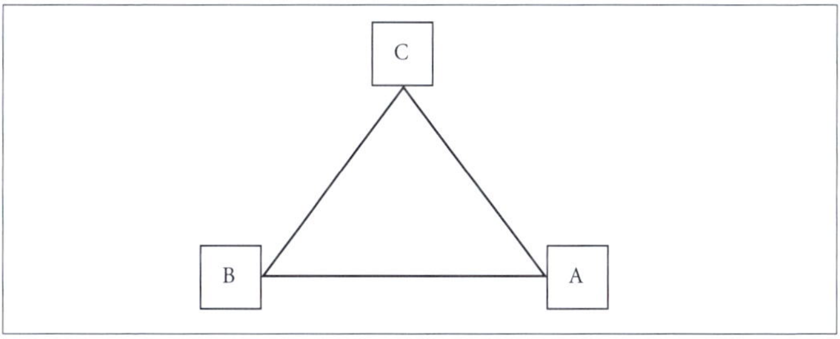


**Abb. 4:** Triadisches Contracting

Generell gilt: Die Rolle des Dritten muss gut abgeklärt sein. Die Frage danach, was der / die Dritte für eine Vorstellung davon hat, was in der Beratung passiert, sollte unbedingt gestellt werden. Falls C ein eigener Auftraggeber ist (z.B. die eigene Institution, etwa im Falle eines organisationsinternen Coachings), sollte gut geklärt sein, wie viel Handlungsspielraum man hat und wo die Institution nicht mehr mitgeht. Falls A (Klient) nicht weiß, was C von ihm in der Beratungssituation erwartet, kann er / sie noch einmal zu C geschickt werden, um die Ziele von C abzuklären, oder es erfolgt eine anfängliche Sitzung der drei Parteien. Wenn A und C keine gemeinsamen Ziele finden können, ist abzuklären, ob A zumindest bereit ist, zu kooperieren, um C zufriedenzustellen (Kontraktform wie oben bereits skizziert: »Wie kann ich als BeraterIn Ihnen helfen, mich so schnell wie möglich wieder loszuwerden?«). Der Skepsis von Klienten gegenüber eine wertschätzende Perspektive einzunehmen, ist besonders im Kontext unfreiwilliger Konstellationen bedeutsam.

Dreieckskontrakte als »Grundraster für Rollenklarheit« (Kallabis 1992) regeln das Interaktionsgefüge und schaffen Transparenz und Verbindlichkeit. Sie sollten vor allem in der Supervision oder im Coaching dann geschlossen werden, wenn C die Maßnahme bezahlt, wenn C (z.B. als Vorgesetzter) angeordnet hat, dass A in Beratung geht oder wenn C in anderer Form in einer Machtposition gegenüber A steht und das Beratungsergebnis Auswirkungen auf diese Beziehung hat (z.B. ein Chef, der droht, einer Mitarbeiterin zu kündigen, wenn nicht bestimmte Coachingziele erreicht werden). Neben den formalen Aspekten (Teilnehmerkreis, Zeit, Geld, Absageregelung und Umgang mit ausgefallenen Sitzungen) sollte eine Vereinbarung darüber getroffen werden, was Sinn und Zweck des Vorgehens ist, wie eine ggf. Berichterstattung aussehen könnte. Wichtig ist an dieser Stelle eine Klärung von Schweigepflichtregeln bzw. allgemein von Vertraulichkeit.

**Beispiel**

Der Chef einer onkologischen Station ermöglicht dem Team auf dessen Wunsch hin eine regelmäßige Fallsupervision, die er aus Ambulanzmitteln bezahlt. Einvernehmlich wird entschieden, dass er nicht an den Gesprächen teilnimmt. Es wird ein Kontrakt über ein Jahr geschlossen, der maximal zweimal je um ein Jahr verlängert werden kann. Jeweils am Ende des Jahres formuliert der Supervisor einen schriftlichen Prozessverlaufsbericht, der an alle Beteiligten und an den Chefarzt geschickt wird.

## Literatur zum Weiterlesen

**Conen**, M.-L. (2007). Ressourcenorientierung als therapeutische Grundhaltung. Familiendynamik 32(1), 41-54

**Liechti,** J. (2009). Dann komm ich halt, sag aber nichts. Motivierung Jugendlicher in Therapie und Beratung. Heidelberg: Carl Auer Systeme

# 3

# Ein systemisches Verständnis von »Problemen«

*Wenn das Fundament gelegt ist, ist man oft schon mittendrin in der Beratungsarbeit. Der »Klebstoff sozialer Systeme« besteht aus vielfältigen Metaperspektiven, also aus den Bildern, Gedanken und Gefühlen, die die einzelnen Systemmitglieder von den Bildern, Gedanken und Gefühlen ihrer Mit-Mitglieder haben. Praktisch alle systemischen Methoden zielen darauf ab, Zugang zu diesen Beschreibungen zu finden, mit denen Menschen sich (gemeinsam) unglücklich machen, und sie sind dabei gleichzeitig dynamisch: Information wird nicht nur abgefragt, sondern gleichzeitig neu erzeugt. Zugang heißt also immer auch Intervention: In dem Moment, in dem eine BeraterIn im Beisein Dritter ein Systemmitglied befragt, erhält nicht nur er / sie eine Information darüber, wie dieses die Familie / die Gruppe / das Team sieht. Sondern es erfahren dadurch gleichzeitig auch die anderen am Gespräch Beteiligten neue Informationen, die das Gefüge ihrer Erwartungs-Erwartungen verändern können.*

Beispiel

So ist es ein Unterschied, ob beispielsweise in einem Leitungsteamcoaching der Pflegedienstleiter gefragt wird, welche Qualitäten er an dem Verwaltungsleiter besonders schätzt, oder ob er gefragt wird, was er meint, wie dieser diese Frage beantworten würde – oder ob der Chefarzt sagen soll, wie nach seiner Einschätzung der Verwaltungsleiter antworten würde. In den unterschiedlichen Antworten bekommen die Systemmitglieder auf sehr verschiedenen Ebenen Rückmeldung darüber, wie sie von den anderen wahrgenommen werden.

## 3.1 Problemdeterminierte Systeme

Der von Goolishian und Mitarbeitern (Goolishian / Anderson 1997) eingeführte Begriff »Problemdeterminiertes System« (verkürzt auch: Problemsystem) verdeutlicht die systemische Grundidee der Problementstehung: Nicht ein System (z.B. eine Familie, eine Klinik, eine Firma) »hat« das Problem als zu ihm gehörendes Strukturmerkmal. Vielmehr kann man die Dinge auch andersherum betrachten: Um ein wie auch immer, möglicherweise sogar zufällig entstandenes Verhalten oder Thema herum entwickelt sich ein durch die Kommunikationen über das Problem charakterisiertes Sozialsystem: Ein Problem »erschafft« ein Problemsystem. Mit diesem Begriff wird versucht, das Ineinandergreifen der verschiedenen Beschreibungen zu skizzieren, die das hervorbringen, was wir gewohnt sind, »Problem« zu nennen.

Ein solches Verständnis hat viele weitreichende Implikationen. Probleme werden nicht als Ausdruck einer »Dysfunktionalität« (einer Pathologie) eines psychischen oder sozialen Systems gesehen, sondern als Verkettung von Umständen im Sinne der oben beschriebenen Attraktorbildung: Eine Gruppe von Menschen hat in ihrem Miteinander eine bestimmte Form von Kommunikationsmuster entwickelt, ihr Denken, Erleben und Verhalten wird nun von diesem Muster »versklavt«.

**Beispiel**

Der Unterschied zur gewohnten Beschreibung lässt sich durch ein Gedankenspiel verdeutlichen: Wenn drei Personen so zueinander stehen, dass sie gemeinsam ein Dreieck bilden – wo »ist« dann das Dreieck? »Gibt« es dieses Dreieck oder wird das Dreieck nicht vielmehr durch die besondere Weise gebildet, wie diese drei Personen zueinander stehen? Wenn sie sich in eine Linie stellen, ist das Dreieck verschwunden! Probleme werden aus systemischer Sicht eher als (natürlich komplexere) Konstellationen betrachtet, nicht als »Hardware«.

Problemsysteme können sich aus ganz verschiedenen Handlungen ganz verschiedener Akteure auf ganz verschiedenen Systemebenen zusammensetzen: das Problemsystem Psychose etwa aus dem, was ein Patient tut, seinem Nachbarn, einem Polizisten, einem Krankenwagenfahrer, verschiedenen Mitarbeitern einer Nervenklinik, verbunden mit einer (psychiatrischen) Krankheitslehre und den Handlungen um eine zu erwartende Frührente; das Problemsystem »mangelnde Leistung einer Abteilung« aus den Interaktionen der fünf Mitarbeiter, dem Abteilungsleiter und seinem Vorgesetzten, dem Betriebsprüfer vor dem Hintergrund einer Konjunkturflaute.

Entsprechend sind lösungsorientierte Interventionen auf ganz verschiedenen Ebenen möglich. Häufig ist eine Generalsanierung desjenigen sozialen Systems, in dem das Problem als erstes bemerkt und beklagt wird, gar nicht erforderlich. Denn nicht das System muss sich verändern, sondern »nur« die Kommunikationen rund ums Problem. Ein Problem gilt als gelöst, wenn alle – oder zumindest die wichtigen Leute – meinen, dass das Problem gelöst sei. Diese Idee legt weitreichenden Missionierungsideen unter Beratern und Therapeuten gewisse Zügel an.

## 3.2 Was »ist« ein Problem?

Ein Problem ist in dieser Beschreibung etwas, das von jemandem einerseits als unerwünschter und veränderungsbedürftiger Zustand angesehen wird, andererseits aber auch als prinzipiell veränderbar (von Schlippe / Schweitzer 1996).

- *Ein Zustand:* Wenn ein Problem von einer Reihe von Personen als Zustand angesehen wird, ist dies eine Selektionsleistung. Aus vielen gleichzeitigen Prozessen wird einer bzw. werden einige in den Mittelpunkt der Aufmerksamkeit gerückt, es wird ihm ein Name gegeben, andere Prozesse treten in den Hintergrund. Und dies geschieht nicht nur einmal! Eine Fülle von Handlungen und Kommunikationen, die von verschiedenen Personen als »immer das Gleiche« oder »es ändert sich nichts« beschrieben werden, sind nötig, um das aufrechtzuerhalten, was dann schließlich »Problem« genannt wird.
- *Von jemandem:* Es braucht immer einen oder mehrere Beobachter, die einen Zustand entdecken und beschreiben. Diese können sich einig sein oder sich auch heftig darüber streiten, ob etwas ein Problem ist und wo das Problem wirklich liegt.
- *Unerwünscht / veränderungsbedürftig:* Der Zustand wird von zumindest einigen der Beschreibenden als unerwünscht bzw. veränderungsbedürftig beschrieben. Er gilt als nicht in Ordnung und darin liegt das Motiv, ihn zu ändern bzw. darauf zu dringen, dass ihn jemand ändert.
- *Veränderbar:* Der Zustand gilt als prinzipiell veränderbar, d.h. er wird zumindest von einigen am Problemprozess beteiligten Personen (»Mitgliedern«) als veränderbar beschrieben. Probleme unterscheiden sich vom Schicksal, von Pech, von Tragödien dadurch, dass zumindest irgendjemand glaubt, irgendein Beteiligter des Problemsystems (meist ein anderer ...) könne den unerwünschten Zustand wieder beenden. Meist ist der Dissens der verschiedenen Beschreibungen bereits ein Teil des »Problems«.

Das Zusammenwirken dieser Faktoren konstituiert das, was schließlich als »Problem« beschrieben wird. Es ist ein wesentlicher Teil des Beratungsprozesses, die an dem Zustandekommen des Problem»zustands« beteiligten Personen und Kommunikationen zu identifizieren und in den Lösungsprozess – leibhaftig oder zumindest in Gedanken – mit einzubeziehen. Erscheint der Zustand als bedauerlich, aber als unveränderbar (durch die Beteiligten), bezeichnen wir ihn als Restriktion. Über die Veränderbarkeit von Unveränderbarem lohnt nicht zu sprechen – wohl aber darüber, wie man bestmöglich aushalten und ertragen kann, was man nicht verändern kann. Oder wie man am ausdauerndsten warten kann auf jenen Moment (die alten Griechen nannten ihn »Kairos«, den günstigen Augenblick), an dem eine Veränderung in der Zukunft vielleicht doch möglich wird.

## 3.3 Wie werden Probleme erzeugt?

Vereinfacht lässt sich die Erzeugung eines Problems so skizzieren:

*Problementdeckung – Problemerfindung*
Jemand (z.B. ein oder mehrere Familienmitglieder, Lehrer, Vorgesetzte, Polizeibeamte, Berater) kommt beim Beobachten des Verhaltens eines oder mehrerer anderer Menschen (Ehepartner, Familienmitglieder, Schüler, Betriebsabteilung, Tatverdächtige) oder bei der Beobachtung seiner Selbst zu der Idee, hier sei »etwas nicht in Ordnung«.

*Entstehung eines problemdeterminierten Kommunikationssystems*
Diese Idee verbreitet sich in der Kommunikation mit anderen in der Weise, dass das Problem zum hauptsächlichen Inhalt und Mittelpunkt der kommunikativen Beziehungen der beteiligten Menschen wird: Immer mehr Menschen werden einbezogen, und zugleich verengt sich deren kollektive Aufmerksamkeit immer mehr auf das, was »nicht in Ordnung ist«.

*Problemerklärung*
Es wird eine »Erklärung« für das Problem gesucht, gefunden und ausgehandelt, die einerseits so plausibel ist, dass sie überlebt, aber andererseits keinen gangbaren Ausweg, keine Lösungswege anbietet. Einige Arten von Erklärungen mit Ausweglosigkeitscharakter eignen sich dafür besonders.

- »Vergangenheit als Schicksal«-Erklärungen, welche irreversiblen Ereignissen in der Vergangenheit (Fehlern, Schuld, frühkindlicher Traumatisierung, genetischen Defekten, Unfall- oder Vergiftungsfolgen) einen determinierenden, nicht mehr korrigierbaren Einfluss auf das aktuelle Problem zuschreiben, etwa »er ist an dieser Beziehung zerbrochen«, »sie ist seelisch vernichtet«.

– Erklärungen, die komplexe zwischenmenschliche Konstellationen zur »Schuld« der individuellen Eigenschaften eines einzelnen Beteiligten versprachlichen, dem gleichzeitig die Fähigkeit oder der Wille zur Lösung der Probleme abgesprochen wird (ein »böses« Kind –»im Kern schlecht«, ein »absolut unfähiger« Kollege, eine »total marode« Organisation).
– »Wir sind alle zu klein und schwach«: Erklärungen, die alle Problembeteiligten für hilflos erklären und die Lösungsmacht einer außenstehenden dritten Partei zuschreiben, auf die man aber keinen Einfluss zu haben glaubt: »Die da oben«, »die Gesellschaft«, »Gott«, »der KGB / die CIA«, »der Markt« – »seine Eltern haben ihn so im Griff, dass er einfach unfähig ist, sich aus der Umklammerung zu lösen«.

*Problemstabilisierendes Handeln*
Alle Beteiligten verhalten sich dauerhaft so, als ob es keinen Weg aus dem Problem gebe bzw. als sei die Lösung ausschließlich in der Hand irgendeiner anderen Person. Hier zeigt sich besonders deutlich die *Kraft der Beschreibungen*. Denn da, wo die Sprache dazu verleitet, keine Lösungen – oder nur eine einzige – zu sehen, lassen sich auch keine neuen kreativen Wege finden. In problemstabilisierenden Dauerbeziehungen werden darüber hinaus oft besonders stark symmetrische und komplementäre Beziehungsformen eingenommen, die sich wechselseitig verstärken und stabilisieren.

## 3.4 Konsequenzen für das Handeln in der systemischen Beratung

Wenn ein Problem nicht als »Ding« behandelt wird, das besteht, dann ist es weniger interessant, zu fragen, wann »es« entstanden ist und wer dafür verantwortlich ist, sondern zu versuchen, in den Beschreibungen der verschiedenen Mitglieder eines Problemsystems Unterschiede herauszuarbeiten: Unterschiede in der Definition des Problems als Problem, Unterschiede in den Perspektiven, in der Problemerklärung, in den Lösungsideen und der Prognose. In der Beratungssituation wird kontinuierlich versucht, Reflexivität einzuführen, d.h. die Beteiligten einzuladen, die eigenen Vorannahmen, die eigenen Beschreibungen in Frage zu stellen, andere mögliche Einschätzungen der »Wirklichkeit« des Problems wahrzunehmen und die unterschiedlichen Folgen verschiedener Standpunkte zu bedenken. Etwas Weiteres sollte nicht vergessen werden: Nicht nur ein Problem, auch ein Fortschritt ist in viel stärkerem Maße, als wir denken, ein sozial konstruiertes Phänomen. »Wenn ein Fortschritt eintreten soll, muss zuerst jemand da sein, der ihn bemerkt und mit anderen darüber spricht« (Furman u. Ahola 1995, S. 156).

Mithilfe des folgenden Schemas können Sie die Problembeschreibungen Ihres Gegenübers dekonstruieren. Es eignet sich als Strukturierungshilfe, um nicht in einer erstarrten Form von Problembeschreibung zu »versinken«.

Setzen Sie sich zu dritt zusammen: A schildert ein Problem, und zwar bewusst in einer festgelegten Weise: So *ist* das Problem (die Person, der Sachverhalt usw.). B stellt Fragen, die in diese Problembeschreibung *Unterschiede* einführen. C beobachtet, wie die Fragen wirken und kann ggf. als Unterstützung für B fungieren.

*1. Kontext der Beratung*
Wer hatte das größte Interesse, hierher zu kommen, wer das zweitgrößte / das wenigste? (Anwesende und Abwesende!) Was verspricht er / sie sich von der Arbeit hier? Wann wäre er / sie zufrieden / enttäuscht?

*2. Perspektiven*
Wer ist an der Beschreibung des Problems beteiligt? Wer hat eine Meinung zu dem Problem? Sind alle einverstanden, dass es als ein Problem bezeichnet wird? Gibt es jemanden, der es nicht so sieht, jemanden, der es als noch schlimmer einschätzt als Sie?
Auch hypothetische Perspektiven können dabei interessant sein: Gesetzt den Fall, Ihr Vater würde noch leben, wie würde er das Problem beschreiben? Was würde Ihr Mitarbeiter, über den wir gerade reden, sagen, wenn er jetzt hier wäre und uns zuhörte?

*3. Zeitperspektive, zeitlicher Kontext*
Wer hat es als Erster als Problem benannt? In welcher Situation wurde es erstmals als Problem bemerkt? Welche Veränderungen standen in der Zeit an bzw. waren abgeschlossen? Wie kommt es, dass Sie gerade jetzt eine Beratung suchen und nicht vor / in einem halben Jahr? Wie hätten Sie das Problem vor einem halben Jahr beschrieben, was denken Sie, wie werden Sie es in einem halben Jahr beschreiben?

*4. Intensität*
Wie groß schätzen Sie auf einer Skala von 1-10 die Belastung für Sie ein, wie groß für andere bedeutsame Personen? Wie gravierend schätzt Ihr Vater / Ihre Frau / Ihr Chef usw. das Problem ein? Wer macht sich die meisten Sorgen? Wem ist es am ehesten gleichgültig? (Rangreihe).
Was wäre für wen das Schlimmste, wenn sich am Problem nichts ändert?

*5. Problemerklärung*
Wer hat welche Erklärung für das Problem? Wie erklären Sie es sich, dass es Unterschiede gibt (bzw. keine ...)? Wenn Sie eine andere Erklärung wählen würden, welche Auswirkungen hätte das auf das geschilderte Problem?

*6. Ausnahmen*
Gibt es Zeiten, in denen Sie (oder: eine andere Person) erfolgreich mit dem Problem umgehen können? Wann tritt das Problem nicht auf? Wie erklären Sie sich, dass das möglich ist? Über welche Fähigkeiten verfügen Sie / andere, die das möglich machen?

*7. Lösungsideen und Prognose*
Was glauben Sie / glaubt ein anderer, was geschehen müsste, dass das Problem gelöst wird? Wer ist da optimistisch, wer pessimistisch? Gesetzt den Fall, heute Nacht geschieht ein Wunder und das Problem ist verschwunden: Woran würde wer das am nächsten Tag als erstes merken und wann? Gesetzt den Fall, das Problem ändert sich langfristig nicht, – welche Auswirkungen hätte das für Sie? Bei unseren Vorüberlegungen ergab sich eine ganz verrückte Idee: Angenommen, Sie würden sich entscheiden, xy zu tun (= etwas sehr Ausgefallenes), was würde passieren?

## Literatur zum Weiterlesen

**Goolishian**, H. / Anderson, H. (1997). Menschliche Systeme. In: Reiter, L. et al. (Hg.), 253-288

**Schlippe**, A. von / Schweitzer, J. (1996). Lehrbuch der systemischen Therapie und Beratung. Göttingen: Vandenhoeck & Ruprecht

# 4

# Genogramm, Organigramm, Systemzeichnung

*Verschiedene Methoden erlauben eine übersichtliche Darstellung von komplexen Informationen über soziale Systeme. Man benutzt dazu meist eine Zeichensprache, für die sich bestimmte Symbole eingebürgert haben (von Schlippe / Schweitzer 1996, S. 130ff., Stachowske 2002): Männer werden mit einem Viereck, Frauen mit einem Kreis bezeichnet, durchgezogene Linien bezeichnen verbindliche Verwandtschaftsbeziehungen, gestrichelte unverbindliche(re) Partnerschaften.*

## 4.1 Genogramm

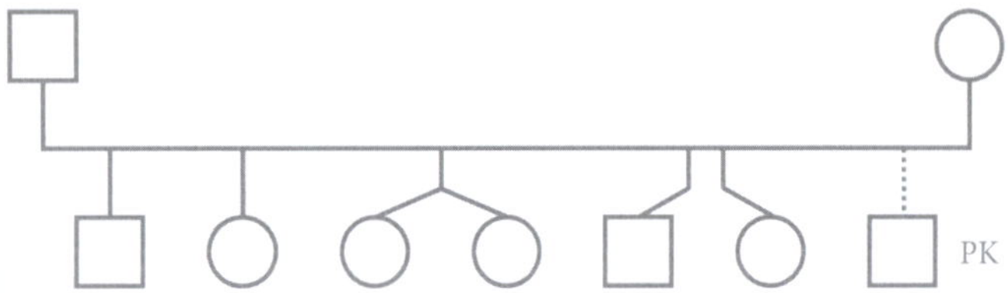


= Familie mit einem Sohn, einer Tochter, einem eineiigen und einem zweieiigen Zwillingspaar sowie einem Pflege- bzw. Adoptivkind (PK oder AK)

**Abb. 5:** Ein soziales System

In das Bild lassen sich dann – je nach gewünschter Bearbeitungsintensität – wichtige Fakten einschreiben:

- Name, Vorname, Alter beziehungsweise Geburts-, eventuell Todesdaten, Berufe, Religionszugehörigkeit
- Daten von Heirat, auch Kennenlernen, ggf. Trennung und Scheidung

- Wohnorte, Herkunftsorte der Familie, Ortswechsel, Umsiedlung usw.
- Krankheiten, schwere Symptome, Todesursachen
- Gründung, ggf. Verlust von Unternehmen, Bauernhöfen, Hausbau u.a.

Interessant können auch »weiche« Informationen sein, beispielsweise:
- drei Eigenschaften, die der Person zugeschrieben werden
- ein Begriff zur Kennzeichnung der jeweiligen Familienatmosphäre
- Hinweise auf bestimmte Streitfragen in der Familie (z.B. Eifersucht)
- Tabus und »weiße Stellen«: Von wem ist nichts überliefert, worüber wurde nicht gesprochen? Welche Ereignisse werden verschleiert?
- Familienatmosphären der verschiedenen Subsysteme
- Konflikte zwischen Personen (durch einen Blitz gekennzeichnet) oder auch besondere Nähe (durch eine entsprechend große Zahl von Verbindungslinien).

Es geht im Genogramm weniger um »harte Diagnostik« als vielmehr darum, es als Ausgangspunkt für lebendige Diskussionen und Gespräche zu nutzen, dazu eignet es sich besonders gut in der Arbeit mit Kindern, aber auch beispielsweise mit Migranten (vgl. von Schlippe et al. 2003):

Zitat

> *In der türkischen Sprache gibt es drei Begriffe für das deutsche Wort »Tante«: Die Schwester des Vaters wird anders bezeichnet als die der Mutter und beide wiederum anders als eine angeheiratete Tante. Dies mühsam zu klären, erübrigt sich: ein Fingerzeig auf dem Genogramm genügt und man weiß, um wen es geht. (S. 107)*

Die Positionen der Personen werden schnell verstanden und Missverständnisse sind weniger wahrscheinlich. Daher sind viele Variationen möglich, etwa bestimmte Teile des Genogramms farbig hervorzuheben oder um besondere familiäre Ereignisse, Einflüsse oder transgenerationelle Muster zu ergänzen. Familienfotos können dazu beitragen, die »Kreise und Kästchen« mit Leben zu füllen. Das Wichtigste bleiben die Geschichten, die zu den Genogrammdaten erzählt werden. Sie bilden den Hintergrund für ein neues Verständnis der Gegenwart.

In der Familientherapie wird das Genogramm meist mit den Ratsuchenden gemeinsam in der Regel früh im Prozessverlauf erstellt. Es gibt ausgearbeitete Computerprogramme (z.B. www.stachowske.de).

## 4.2 Organigramm

Eine Beratung von Institutionen geht meist von dem formalen Organigramm aus. In vielen Institutionen existiert ein solches bereits, sonst gehört die Erstellung zu den ersten Schritten im Beratungsprozess. Das Organigramm beschreibt die hierarchische Strukturierung der Entscheidungs- und Organisationsabläufe. Jeweils gleichberechtigte Mitarbeiter oder Abteilungen werden nebeneinander gezeichnet, bei größeren Firmen werden nur die jeweiligen Führungsebenen aufgelistet. Stabsstellen (z.B. Sekretärin) werden oft nicht offiziell aufgezeichnet, es empfiehlt sich jedoch, sie von vornherein mit einzubeziehen, denn ähnlich wie beim Genogramm dient auch das Organigramm vor allem der Initiierung bedeutsamer Gespräche über die Arbeitsbeziehungen, und dabei spielen Sekretärinnen oft eine wichtige Rolle.

Die Gespräche können dann zu den meist viel interessanteren »informellen Organigrammen« führen. So kann man zwischen der *Oberflächen-* und der *Tiefenstruktur* von Organigrammen unterscheiden (von Schlippe / Schweitzer 1996, S. 134). Die Tiefenstruktur spiegelt die Beziehungsmuster wieder, ihre Erarbeitung ist oft Teil oder gar Kern des Beratungsprozesses (vgl. den folgenden Abschnitt über Systemzeichnungen). Die Erarbeitung der Unterschiede zwischen formalem und informellem Organigramm liefert wichtige Hypothesen zu Koalitions- und Machtfragen in der Einrichtung.

Fragen, die an das Organigramm gestellt werden können:

- Wer besetzt welche formelle, wer welche informelle Position? Wer nimmt informelle Leitungsfunktionen wahr? Wer ist informeller Informationsknotenpunkt, in wessen Zimmer finden zum Beispiel die Kaffeepausen statt usw.?
- Wer ist wie lange schon Mitglied des Systems?
- Wo lassen sich Konfliktlinien, Koalitionen und Allianzen erkennen?
- Wo gibt es »Gespenster«, also Leute, die »dazugehören«, obwohl sie das System schon verlassen haben, zum Beispiel besonders beliebte verstorbene Vorgesetzte, gegen deren Nimbus der Nachfolger nur mühsam ankommt oder – in karitativen Einrichtungen nicht selten: engagierte ehemalige Geschäftsführer, die als Rentner im Vorstand des Vereins sitzen und so ihren Nachfolger kontrollieren.
- Wo liegen »Leichen im Keller«, also durch welche Geschehnisse sind Personen eventuell schicksalhaft miteinander verbunden? Wer ist beispielsweise durch wen an welche Position gekommen?

- Unterschiede bei Vollzeitkräften, Teilzeitkräften, in der Bezahlung, in der Gehaltsstufe und so weiter: Welche Arbeit wird mehr / welche weniger geschätzt?

## 4.3 Systemzeichnungen

Genogramm und Organigramm können zum Ausgangspunkt für Systemzeichnungen werden, für die sich eine bestimmte Form der »Kurzschrift« eingebürgert hat. Diese hat sich bewährt, um die vorläufigen Hypothesen zum Ende eines Familiengespräches zusammengefasst zu skizzieren. In keinem Fall sollten solche Skizzen als »Systemdiagnosen« verstanden werden.

Ausgehend von den für das Problemsystem als bedeutsam angesehenen Personen können die folgenden Systemaspekte integriert werden:

- Als Allianz (Symbol: =========) wird eine Beziehung bezeichnet, die eng ist, sich aber nicht gegen jemanden Drittes richtet.
- Anders ist es mit der Koalition (Symbol: ⌒‿⌒ ), die ein (meist geheimes) Bündnis zweier gegen einen Dritten darstellt und zwar über die Grenzen mindestens zweier Generationen / Hierarchieebenen hinweg.
- Meist geht die Koalition auch mit der Umleitung eines offenen (--| |--) oder verdeckten (--(| |)--)Konflikts einher, vielfach ist dann eine Person in eine Auseinandersetzung einbezogen, die auf eine andere Ebene gehört (ein Kind steht zwischen den Eltern, eine Mitarbeiterin zwischen Chef und Stellvertreter). Man spricht dann von Triangulation. Verdeckt wird ein Konflikt dann genannt, wenn für einen Beobachter viele Anzeichen (inkongruente Kommunikationsformen, Andeutungen usw.) dafür sprechen, der Konflikt aber von den Beteiligten nicht explizit angesprochen oder gar verneint wird.
- Zwischen Personen können auch die Grenzen eingezeichnet werden. Vermutet man eine sehr starre Kommunikationsgrenze zwischen zwei Menschen, werden sie durch eine durchgezogene Linie getrennt, eine flexible Grenze wird durch eine gestrichelte Linie, eine diffuse durch eine Punktlinie symbolisiert.

### Literatur zum Weiterlesen

**Trebesch**, C. (2000). Organisationsentwicklung. Konzepte, Strategien, Fallstudien. Stuttgart: Klett-Cotta

**McGoldrick**, M. / Gerson, R. / Petri, S. (2009). Genogramme in der Familienberatung. 3. Aufl. Bern: Huber

# 5

# Systemisches Fragen

*Fragen sind ein zentrales Element systemischen Intervenierens. Ein genauerer Blick auf die scheinbar harmlose Methode des Fragens zeigt, dass es sich um eine Form der Intervention handelt, die nicht unterschätzt werden sollte. Entsprechend dem kommunikationstheoretischen Axiom, dass man »nicht nicht kommunizieren« kann (Watzlawick et al. 1969), ist es unmöglich, Fragen zu stellen, ohne damit zugleich bei den befragten Personen eigene Ideen anzustoßen.*

## 5.1 Der Beratungsprozess als engagierter Austausch von Wirklichkeitsbeschreibungen

Schmidt (1985) beschreibt die systemische Therapie auch als eine Form der Hypnotherapie: Durch die Fragen werden implizite Botschaften übermittelt und da systemische Beratung vielfach mit mehreren Personen gleichzeitig geschieht, potenziert sich natürlich auch die Wirkung der Fragen, denn es entsteht nicht nur neue Information für den, dem die Frage gestellt wurde, sondern auch für die jeweiligen Zuhörer im Gespräch. Kontinuierlich setzen sich BeraterIn und Ratsuchende/r engagiert mit der Frage auseinander, wie Wirklichkeit zu sehen sei. Dies ist eine konsequente Fortsetzung der bereits erwähnten erkenntnistheoretischen Grundpositionen, die »Wirklichkeit« als gemeinsame Konstruktionsleistungen in sozialen Systemen ansehen. Dies zeigt sich in vielen der systemischen Interventionen, soll aber hier am Beispiel der Fragen noch einmal thematisiert werden. Fragen sind alles andere als harmlose Wünsche oder Bitten um Information. Das Bonmot »Wer fragt, der führt!« hebt den steuernden Charakter von Fragen deutlich hervor. Fragen sind zwar formal »schwach« in dem Sinn, dass sie viel leichter angenommen werden als etwa eine Aufforderung oder gar ein Befehl, doch sie lenken die Aufmerksamkeit und können so entscheidend zum Verlauf eines Gespräches beitragen.

Beispiel

Ein schönes Beispiel hierfür gab Matthias Varga von Kibéd in einem seiner Vorträge: »Ist jemandem die Abwesenheit eines rosafarbenen Kängurus in diesem Raum schon aufgefallen, ehe ich darauf aufmerksam gemacht habe?« Natürlich nicht, doch jeder muss, um die Frage zu beantworten, nun erst einmal an ein solches denken!

Mit jeder Frage wird vom Therapeuten implizit ein Angebot gemacht, wie die Wirklichkeit zu sehen sei, wie sie beschrieben werden kann. So gesehen zeigt sich, dass systemische Fragen (s. u.) kein Instrument der Informationserhebung darstellen, sondern ihrerseits jeweils Interventionen in das gemeinsame Glaubenssystem der Familie bzw. der Organisation sind.

Beispiel

Eine Mutter kommt mit ihrem Kind zur Therapie und legt ihre Wirklichkeitssicht dar: »Mein Junge ist böse!« Bereits mit der Frage: »Was tut Ihr Sohn, was Sie böse nennen?« wird eine neue Beschreibung angeboten: es ist ein »Verhalten«, und zwar ein »von jemandem benanntes Verhalten« statt einer Eigenschaft. Wenn weiter gefragt wird: »Wann zeigt Ihr Junge dieses Verhalten?«, dann wird die Eigenschaftsbeschreibung weiter dekonstruiert: Das Verhalten taucht evtl. nur zu bestimmten Zeiten auf. In ihrer Antwort könnte die Mutter dieses Angebot leicht zurückweisen: »Mein Sohn benimmt sich ständig so!« – von der Eigenschaftsbeschreibung ist sie dann jedoch bereits abgerückt. Sie könnte aber auch sagen: »Er ist ständig böse!« und damit alle Angebote verwerfen. Weiter wäre es möglich zu fragen: »War das eher vor oder nach dem Tode der Großmutter, dass Ihr Sohn entschieden hat, sich öfter »böse« zu verhalten?« oder: »Wer in der Familie regt sich darüber am meisten auf?« (Angebot: »böse« ist eine Form von Entscheidung des Sohnes – für die gibt es Gründe und Hintergründe – und diese Entscheidung steht mit Beziehungen im Zusammenhang, und in diesen Beziehungen gibt es Differenzierungen); »Angenommen, Ihr Sohn würde sich entscheiden, sich weniger ›böse‹ zu zeigen, würden Sie und Ihr Mann dann weniger oder mehr streiten?« (Angebot: »böse« ist nicht nur eine Entscheidung, sondern auch veränderbar; und es steht vielleicht mit der Beziehung der Eltern im Zusammenhang); »Wenn ich Sie bitten würde, z.B. jetzt Ihren Sohn dazu zu bringen, dass er sich »böse« verhält, wüssten Sie, wie Sie das machen könnten?« (Angebot: es gibt für »böse« bestimmte Kontextbedingungen, und diese liegen zumindest teilweise auch in Mutters Hand). usw. (von Schlippe et al. 1998, S. 71).

Eine wichtige Funktion systemischer Fragen liegt also darin, die Wirklichkeitsbeschreibungen, die in sozialen Systemen vorgenommen werden, zu erweitern. In jeder Frage sind oft mehrere Implikationen darüber versteckt, wie die Wirklichkeit anders gesehen werden könnte. Sie stellen damit ein wesentliches Element der Dekonstruktion der gewohnten Beschreibungen in einem System dar.

Daher befasst sich der nächste Abschnitt mit dem Thema »Anfangsfragen«, denn wie und mit welcher Frage man ein Gespräch beginnt, kann schon eine wichtige Weichenstellung für den weiteren Verlauf bedeuten.

*Anfangsfragen*

Weiter oben wurde über die Bedeutung des Rahmens gesprochen, der eine wichtige Rolle für die Beziehungsgestaltung spielt. Dies gilt besonders für den Anfang. Wenn jede Aussage einer Person an eine andere ein implizites Angebot enthält, wie die Wirklichkeit zu sehen sei, dann kann es interessant sein, die Implikationen verschiedener Eröffnungen zu überlegen. Fragen wie: »Seit wann sind Sie denn krank?«, »Was ist Ihr Problem?« usw. transportieren eine Menge »Erkenntnistheorie«.

Beispiele für mögliche Anfänge und ihre Implikationen (nach Hargens 2004, S. 41ff., leicht gekürzt und explizit auf Beratung bezogen durch AvS und JS):

- *Wie ist es Ihnen ergangen, seit Sie hier angerufen hatten?*

Dies ist eine sehr offene und breite Frage, die zu Antworten in unterschiedlichen Richtungen einlädt. Da die Frage nicht sehr spezifisch ist, gibt sie sowohl Raum, ein umfassendes Bild zu malen, wie sie auch Ratsuchende zu Antworten einlädt, von denen sie annehmen, sie seien in der Beratung »angemessen«.

- *Was können wir heute für Sie tun?*

Eine Frage, die Raum und Platz für jede Antwort gibt und die Annahme infragestellt, es sei immer klar, wann und weshalb jemand zur Beratung geht. In einer Nachuntersuchung haben sich viele Befragte an eben diese Frage erinnert, die sie mochten (»Ich musste entscheiden, was ich sagen wollte, wo ich hin wollte und was ich überhaupt wollte«) und nicht mochten (»Es fiel mir schwer, herauszufinden, was Sie für mich tun könnten«).

- *Welche Frage möchten Sie heute zuerst gestellt bekommen? Worüber möchten Sie heute mit uns sprechen? Welche Frage müssten wir Ihnen heute als erste stellen, so dass Sie sicher sind, dass die heutige Sitzung produktiv / gut anfangen / in eine nützliche Richtung gehen wird? Welche Ideen haben Sie, was heute hier passieren könnte oder sollte?*

Alle diese Fragen haben die Intention, den Bereich zu bestimmen, in dem jemand vorankommen will. Sie dienen auch als eine Möglichkeit, die Ratsuchenden auf das zu orientieren, worüber sie sprechen möchten und was sie zu antworten bereit sind.

- *Was ist an Positivem passiert, seit Sie hier angerufen haben? Was ist passiert, was Sie überrascht hat, seit Sie hier angerufen haben? Was hat sich irgendwie oder ein bisschen positiv verändert, seit Sie hier angerufen haben? Wem aus der Familie ist es am besten gegangen, seit Sie hier angerufen haben?*

Alle diese Fragen heben positive Ergebnisse hervor, Ausnahmen oder Zeiten, wo das »Problem« »kleiner« oder »weniger belastend« war – ohne das Problem allerdings zu entwerten, im Gegenteil: Sie fügen einer eher negativen Beschreibung einige positive Aspekte (Möglichkeiten) hinzu.

- *Wenn wir heute nach etwa einer Stunde auseinandergehen, was müsste dann für Sie anders / passiert sein, damit Sie sagen können, es war nützlich / hilfreich / gut?*

Diese Fragen richten sich darauf, Ideen darüber, was erwartet wird, was hilfreich ist, leichter zugänglich zu machen und sie orientieren auf hilfreiches Verhalten und die Idee, dass die Arbeit ein Ende, einen Abschluss haben wird und dass sie auch nur eine Sitzung dauern könnte.

- *Was müsste (noch) alles passieren, dass dies heute die letzte Sitzung wird?*

De Shazer (1988) sagt, es sollte immer ein sehr konkretes und spezifisches Verhalten sein, das anzeigt, wann ein Prozess erfolgreich beendet ist. Es hilft, diese Frage zu stellen, um den Bereich eines »Lebens danach« zu betreten. Diese Frage ist dann besonders produktiv, wenn jemand der Ansicht ist, Beratung wäre ein Langzeit-Unternehmen oder wenn es sich z.B. um unfreiwillige Ratsuchende mit einer Coachingauflage handelt.

- *Wenn Ihr Problem gelöst wäre, was würde ich an Ihnen bemerken, was anders wäre?*

Diese Frage ist eine kleine Variante wohlbekannter Fragen aus der lösungsorientierten Arbeit. Als Eröffnungsfrage kann sie helfen, sich in konkreten Begriffen auf ein Ergebnis hin zu orientieren.

- *Was haben Sie sich selber Gutes getan, seit Sie hier angerufen haben? Was erwarten Sie heute von uns? Was erwarten Sie heute von sich selber?*

Diese Fragen betonen sowohl mögliche Beiträge der beteiligten Personen für ein positives Ergebnis des Treffens wie auch relationale (interaktive) Aspekte des Problems.

## 5.2 Zur Form systemischer Gesprächsführung

Es lassen sich verschiedene Formen systemischer Fragetechniken unterscheiden. Am bekanntesten wurde das zirkuläre (manchmal auch »triadisch« genannte) Fragen, dieses wird daher oft mit dem systemischen Fragen gleichgesetzt. Hier wird einer im Beisein eines anderen über dessen Verhalten oder dessen Motive befragt: »Was glauben Sie, Frau Meier, was in Ihrem Mann vor sich geht, wenn er mitbekommt, wie Ihre Kinder sich streiten?« Die grundlegende Überlegung beim Einsatz zirkulärer Fragen ist dabei, dass in einem sozialen System alles gezeigte Verhalten immer (auch) als kommunikatives Angebot verstanden werden kann: Verhaltensweisen, Symptome, aber auch die unterschiedlichen Formen von Gefühlsausdruck sind nicht nur als im Menschen ablaufende Ereignisse zu sehen, sondern sie haben immer auch eine Funktion in den wechselseitigen Beziehungsdefinitionen. Daher kann es interessanter sein, diese kommunikativen Bedeutungen sichtbar zu machen, als den betreffenden Menschen ausführlich nach seinen eigenen Empfindungen zu befragen. Konsequenterweise steht daher auch bei Fragen bezüglich der Symptome im Zentrum, wie jedes Familienmitglied diese versteht, welche Erwartungen und Beobachtungen damit verbunden sind und wie darauf reagiert wird. »Man kann direkt fragen: ›Wie fühlst du dich?‹ Wir tun das nicht …, wir fragen jemand anderen: ›Was denkst du, wie deine Schwester sich fühlt?‹ Ein Gefühl ist eine Botschaft an einen anderen. Und so fragen wir den, der die Botschaft empfängt, nicht den, der sie sendet. Und auch bei einer Beziehung… fragen wir einen anderen: ›Wie siehst du diese Beziehung?‹, weil auch eine Beziehung eine Botschaft an einen anderen ist« (Cecchin zit. nach von Schlippe / Schweitzer 1996, S. 138). Ein Beispiel (Zeichnungen aus Schweitzer / von Schlippe 1996):

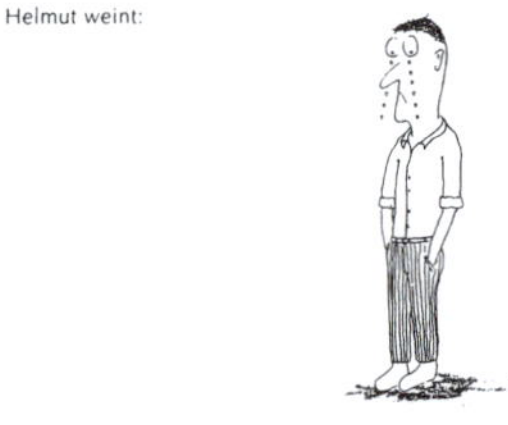

Meist sind wir gewohnt, so zu fragen:

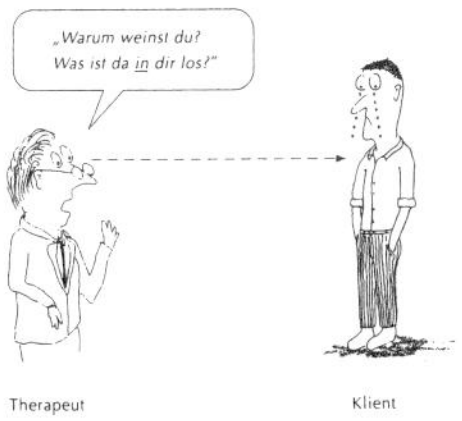
„Warum weinst du?
Was ist da in dir los?"
Therapeut
Klient

Eine solche Perspektive ist wichtig. Gefühle können als Ausdruck der Existenz einer Person wahrgenommen und wertgeschätzt werden. In dem Wort »Ausdruck« steckt jedoch bereits mehr: Jedes Gefühl wird ausgedrückt – und kann dann als Botschaft *von jemandem an jemanden* verstanden werden:

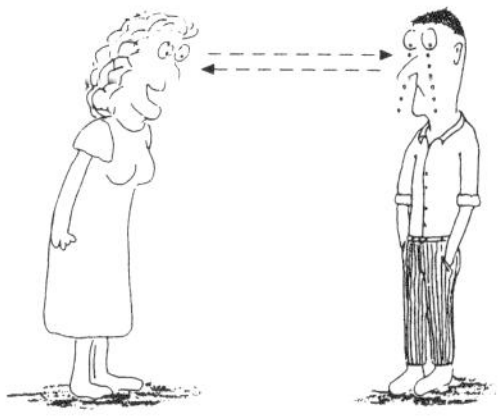

Helmut weint. Hannelore nimmt dies wahr und Helmut *weiß*, dass Hannelore dies wahrnimmt. Dieser *kommunikative Aspekt* wird in der üblichen Frage nicht berücksichtigt. Dafür braucht es eine andere Art von Frage:

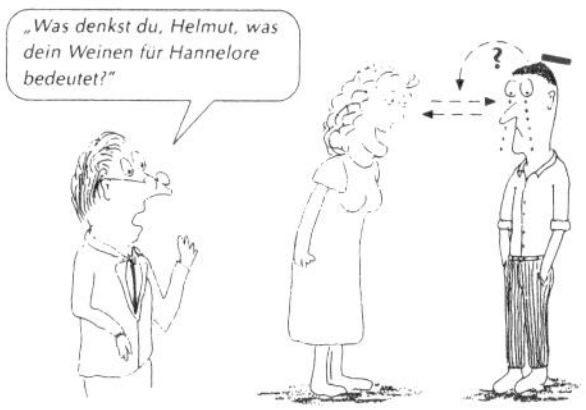
„Was denkst du, Helmut, was dein Weinen für Hannelore bedeutet?"
?

Es gibt immer Dritte, die auf die Beziehungen von zwei anderen schauen:

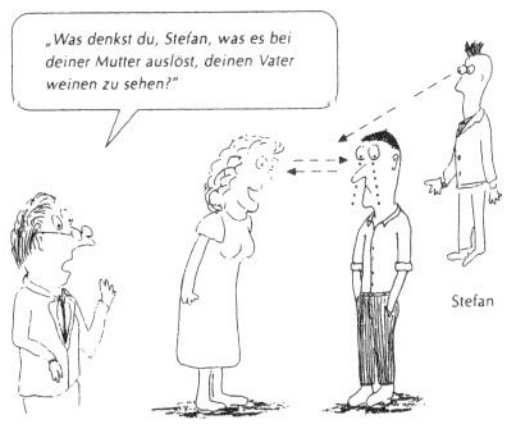
„Was denkst du, Stefan, was es bei deiner Mutter auslöst, deinen Vater weinen zu sehen?"
Stefan

Mit dieser Fragetechnik entsteht *neue Information* im System: Helmut erhält eine Information über die mögliche Bedeutung seines Weinens für Hannelore, Hannelore erhält Information über die möglichen Intentionen von Helmut und beide erhalten eine Rückmeldung über ihre Beziehung aus der Sicht von Stefan. Bei allen Beteiligten werden so neue Sichtweisen und Denkprozesse angeregt. Diese Art der Informationssammlung fragt nach *Mustern*, nicht nach Dingen. Ein Symptom, ein Problem, eine Krankheit sind keine Dinge, sondern *Prozesse*, gebildet durch Handlungen und Kommunikationen verschiedener Personen:

- Was ist es, was Ihr Kollege tut und was Sie »führungsschwach« nennen?
- Und was tut dann Ihre Mitarbeiterin, wenn Ihr Kollege sich so verhält?
- Wie reagiert die Sekretärin darauf?
- Wie genau verhält sich Ihr Kollege anders, wenn er von Ihrem Kompagnon als »kompetent« bezeichnet wird?

Auf diese Weise werden Etikettierungen (»krank«, »böse«, »führungsschwach«) entdinglicht, »verflüssigt« (Simon / Weber 1988), und es wird möglich, die Verhaltensweisen, die sie bilden, in Beziehungskontexte zu stellen:

- Für wen ist denn das, was der Geschäftsführer tut, ein Problem?
- Wer ist darüber am meisten beunruhigt, wer am zweitmeisten? (usw.)
- Wer merkt es in der Firma zuerst, wenn das auftritt, was der Kollege als das Problem bezeichnet hat?

Auch eine *Beziehung* kann als Kommunikation an einen Dritten angesehen werden. Informationen hierzu werden durch Fragen danach erzeugt, wie ein Familienmitglied die Beziehung zwischen zwei anderen sieht. Man nennt dies auch »Tratschen über Anwesende«:

- Was denken Sie, wie Ihr Kollege die Beziehung zwischen Ihnen und Ihrem Verwaltungsleiter einschätzt? Sieht Ihre Sekretärin das wohl so ähnlich oder ganz anders?
- Angenommen, Ihre Mitarbeiterin würde von einer Situation sprechen, in der sie das Gefühl hatte, ihre Arbeit besonders optimal und effizient getan zu haben, was wäre das am ehesten, was sie sagen würde?

Auf diese Weise wird Information sowohl gesammelt als auch sichtbar gemacht, sind Frage und Intervention kaum noch zu trennen. *Beziehungsmuster* werden deutlich, ohne dass man sich in inhaltliche Auseinandersetzungen verwickelt. Mit jeder zirkulären Frage wird auch ein Angebot zum Einnehmen einer Außenperspektive auf das eigene soziale

System gemacht. Das Klientensystem wird damit zum einen herausgefordert, die »Wirklichkeit« nicht in den gewohnten Interpunktionsmustern zu beschreiben. Zudem geben die Familienmitglieder einander in ihren Antworten indirekt Rückmeldung und klären auf diese Weise ihre Vermutungen übereinander (ihre »Erwartungs-Erwartungen«) ab. Manche Menschen setzen sich, wie Laing et al. (1971, S. 45) schreiben, extremen Qualen aus, weil sie anderen beharrlich eine viel größere Fähigkeit unterstellen, zu wissen, was in ihnen vorgeht, als diese anderen tatsächlich haben. Hier kann das zirkuläre Fragen wohltuend helfen, Missverständnisse übereinander aufzuklären.

## 5.3 Frageformen, die Unterschiede verdeutlichen

Einige Formen zirkulären Fragens erweisen sich als besonders hilfreich bei der Herstellung und Verdeutlichung von *Unterschieden.*

*Klassifikationsfragen*
Klassifikationsfragen arbeiten Unterschiede in den Sichtweisen und Beziehungen besonders intensiv und deutlich heraus, indem sie diese in eine Rangreihe bringen:
- Welcher Führungskraft wird in Ihrem Betrieb der größte Respekt entgegengebracht? Was glauben Sie, ist der Grund dafür?
- Angenommen, in dieser Abteilung würde jemand kündigen: Wer wäre der Erste?
- Wer ist heute mit dem meisten Optimismus hergekommen, wer am skeptischsten?

*Prozentfragen*
Prozentfragen (»Zu wie viel Prozent halten sie dies für … und zu wie viel Prozent hingegen für …?«) laden dazu ein, Ideen, Überzeugungen, Stimmungen, Konzepte, Meinungen übereinander genauer zu differenzieren. Sie vermögen insbesondere Ambivalenzen, widersprüchliche Strebungen bei Einzelnen und in sozialen Systemen zunächst zu verdeutlichen und im weiteren Verlauf zu »verflüssigen«.
- Zu wie viel Prozent halten Sie das Verhalten Ihres Kollegen für den Ausdruck einer Störung, zu wieviel Prozent für den Ausdruck seines Lebensstils? Wenn Sie es noch stärker als Störung betrachten würden: Würde Ihre Beziehung dadurch leichter oder komplizierter, angenehmer oder aussichtsloser?

- Was würden Sie sagen, zu wie viel Prozent sind die Arbeitsabläufe im Team reibungslos organisiert? Wie würde der Abteilungsleiter diese Frage wohl beantworten? Wie erklären Sie sich den Unterschied?
- Sie sagen, es sei für Sie beide gleich wichtig, hierherzukommen, überlegen Sie einmal – für wen denn ein kleines bisschen mehr, sagen wir 51%, für wen eher 49%?

*Übereinstimmungsfragen*
Übereinstimmungsfragen (»Sehen Sie das genauso oder anders?«) nach der Zustimmung oder Ablehnung zu Antworten auf vorausgegangene Fragen geben zum einen Hinweise auf das »Wer mit wem?«, auf Koalitionen und Kartelle. Zum anderen ermöglichen sie nach einer längeren Phase des zirkulären Fragens denjenigen eine eigene Stellungnahme, über die zuvor gesprochen wurde.

- Sehen Sie das genauso wie Ihre Kollegin oder würden Sie ihr da eher widersprechen?
- Könnte es sein, dass jemand das, was Sie gerade beschrieben haben, ganz anders sieht als Sie? Wer könnte es sein und wie würde er die Dinge beschreiben?
- Der Unternehmensvorstand hält die Krise Ihrer Firma für konjunkturbedingt, der Personalrat führt sie auf Managementfehler zurück. Welcher Sicht neigt Ihres Erachtens der Aufsichtsrat eher zu?

*Subsystemvergleiche*
Man kann einen Dritten einladen, die Intensität verschiedener dyadischer oder triadischer Beziehungen miteinander zu vergleichen. Noch direkter als die Übereinstimmungsfragen verdeutlichen die Antworten darauf, »wer mit wem besser kann.«

- Wie sehen Sie das als interner Berater: ist die Arbeitsbeziehung von Kollegen A und B enger, die von A und C oder die von B und C?
- Wie sehen Sie das als Kirchenälteste: Sympathisiert der Gemeindepfarrer stärker mit den traditionsbewussteren Kirchenmitgliedern oder stärker mit den moderneren?

Gerade in Systemen, in denen jede Art von Unterschiedlichkeit angstbesetzt ist, können solche Frageformen ein wichtiger Schritt sein. Sie vermitteln, dass Unterschiede und Veränderungen akzeptierbar, zu erwarten, eigentlich selbstverständlich sind. Mit ihnen kann man relativ leicht und relativ bald vermeintliche Tabuthemen anschneiden – denn man unterstellt (deutet) nichts, man fragt ja nur. Man muss nicht darauf warten, dass solche Themen, oft nach qualvollem Zögern, von den Teilnehmern selbst angesprochen werden, sondern kann alle Hinweise, Hypothesen, Spekulationen, Vermutungen, Intuitionen sofort in solche Fragen übersetzen.

## 5.4 Wirklichkeits- und Möglichkeitskonstruktion

Damit ein System sich verändern kann, wenn es sich verändern will, braucht es über seine internen und externen Beziehungszustände zweierlei Informationen: über das, was ist, und über das, was sein könnte. Entsprechend unterscheiden wir Fragen zur *Wirklichkeitskonstruktion* und Fragen zur *Möglichkeitskonstruktion.* Erstere sollen den aktuellen Kontext erhellen, die zweiten neue Möglichkeiten in den Blick rücken. Zwischen beiden gut hin und her wechseln zu können, macht viel von der Kunst systemischer Interviewführung aus.

I. Fragen zur Wirklichkeitskonstruktion – machen aktuelle Beziehungsmuster deutlich

1. Fragen zum Auftragskontext

*Den Überweisungskontext erfragen*

– Wer hatte die Idee zu diesem Kontakt?
– Was möchte er / sie, was hier passieren soll?
– Warum gerade dieser Klient, warum gerade zu mir, warum gerade jetzt?

*Die Erwartungen erfragen*

– Wer will hier was von wem (von mir, von uns)?
– Wer ist optimistisch, wer skeptisch?
– Was müsste ich (müssten wir) tun, um die Erwartungen zu erfüllen?
– Was müsste ich (müssten wir) tun, damit es ein Misserfolg wird?

2. Fragen zum Problemkontext

*Das Problempaket aufpacken*

– Aus welchen Verhaltensweisen besteht das Problem?
– Wem wird dieses Problemverhalten gezeigt, wem nicht?
– Wo wird es gezeigt, wo nicht?
– Wann wird es gezeigt, wann nicht?
– Woran würden Sie erkennen, dass es gelöst ist?

*Die Beschreibungen rund ums Problem erfragen*

– Wer hat es zuerst als Problem bezeichnet?
– Wer würde am ehesten bestreiten, dass es sich überhaupt um ein Problem handelt?

– Was genau meint Dr. X, wenn er / sie sagt »verhaltensgestört«?

*Den »Tanz um das Problem« erfragen, bis ein Kreislauf deutlich wird*

– Wer reagiert am meisten auf das Problemverhalten, wer weniger? Wen stört es, wen nicht?
– Wie reagieren welche Anderen darauf?
– Wie reagiert das »Problemkind« auf die Reaktionen der anderen?
– Wie reagieren die anderen auf die Reaktionen des »Problemkindes«?

*Erklärungen für das Problem erfragen*

– Wie erklären Sie sich, dass das Problem entstanden ist?
– Wie, dass es dann und dann auftritt und dann und dann nicht?
– Welche Folgen haben diese Erklärungen?

*Bedeutung des Problems für die Beziehungen erfragen*

– Was hat sich in den Beziehungen verändert, als das Problem begann?
– Was würde sich in den Beziehungen verändern, wenn das Problem wieder aufhören würde?

II. Fragen zur Möglichkeitskonstruktion, bisher nicht verwirklichte Beziehungsmöglichkeiten

1. Lösungsorientierte Fragen (Verbesserungsfragen)

*Fragen nach Ausnahmen vom Problem*

– Wie oft (wie lange, wann) ist das Problem nicht aufgetreten?
– Was haben Sie und andere in diesen Zeiten anders gemacht?
– Wie haben Sie es geschafft, in diesen Zeiten das Problem nicht auftreten zu lassen?

*Fragen nach Ressourcen*

– Was möchten Sie in Ihrem Leben gern bewahren, wie es ist?
– Was machen Sie gern, gut etc.?
– Was müssten Sie tun, um mehr davon zu machen?

*Die Wunderfrage*

– Wenn das Problem plötzlich weg wäre (weil eine Fee Sie geküsst hat, nach einer Operation, durch Gottes Wirken oder aus sonstigen Gründen):Was würden Sie am Morgen danach als Erstes anders machen? Was danach?
– Wer wäre am meisten überrascht davon?
– Was würden Sie am meisten vermissen in Ihrem Leben, wenn das Problem plötzlich weg wäre?

2. Problemorientierte Fragen (Verschlimmerungsfragen)

– Was müssten Sie tun, um Ihr Problem zu behalten oder zu verewigen oder zu verschlimmern? Was könnte ich / könnten wir tun, um Sie dabei zu unterstützen?

– Wie könnten Sie sich so richtig unglücklich machen, wenn Sie dies wollten?
– Wie könnten die anderen Sie dabei unterstützen? Wie könnten die anderen Sie dazu einladen, es sich schlecht gehen zu lassen?

3. Kombination lösungsorientierter und problemorientierter Fragen

*Fragen nach dem Nutzen, das Problem (vorläufig) noch zu behalten*
– Wofür wäre es gut, das Problem noch eine Weile zu behalten oder es gelegentlich noch einmal einzuladen?
– Was würde schlechter, wenn das Problem weg wäre?

*Zukunfts-Zeitpläne*
– Wie lange werden Sie Ihrem Problem noch einen Platz in Ihrer Wohnung gewähren?
– Wann werden Sie es vor die Tür setzen?
– Wie lange wäre es dafür noch zu früh?

*Fragen nach einem »bewussten Rückfall«*
– Wenn Sie Ihr Problem schon längst verabschiedet hätten, es aber noch einmal »einladen« wollten: Wie könnten Sie das tun?

*»Als ob«-Fragen*
– Wenn Sie gegenüber anderen nur so tun wollten, als ob Ihr Problem wieder zurückgekehrt wäre, ohne dass es da ist, wie müssten Sie sich verhalten?
– Würden die anderen erkennen, ob Ihr Problem tatsächlich wieder da ist oder ob Sie nur so tun, als ob?

Fragen zur Wirklichkeitskonstruktion oder Gegenwartsfragen dienen dazu, aktuelle Beziehungsmuster deutlich zu machen. Sie befassen sich im Wesentlichen mit zwei großen Bereichen: dem Kontext des Arbeitsauftrags und dem Kontext des präsentierten Problems beziehungsweise den vielen verschiedenen Perspektiven, die zusammengenommen dieses erst konstituieren.

*Der Auftrag im Kontext*

Bei der Auftragsklärung geht es inhaltlich um die Klärung der oft vielfältigen und widersprüchlichen Erwartungen, der expliziten, vor allem aber der bislang unausgesprochenen Aufträge der verschiedenen an einer systemischen Beratung beteiligten Parteien – und das sind oft nicht nur die Teilnehmer an einem Beratungsgespräch! Oft haben Dritte, die aktuell gar nicht dabeisitzen, das Gespräch veranlasst: Der Geschäftsführer schickt einen Mitarbeiter im Rahmen eines Qualifizierungsprogramms zum Coaching, der Personalchef schickt seine zerstrittenen Abteilungsleiter oder Sekretärinnen zu einem »Kommunikationsseminar« in die firmeneigene Abteilung für Organisationsentwicklung. Der Regelfall ist, dass die Erwartungen zwischen den Klienten beziehungsweise Kunden und zwischen den anwesenden oder nichtanwesenden Überweisern unterschiedlich und oft kontrovers sind. Diese Diskrepanzen müssen zuerst geklärt und ausgehandelt werden – andernfalls gerät der Berater in Zwickmühlen, da er mit unlösbaren Aufträgen konfrontiert ist (vgl. oben, S. 24). Solche Auftragsklärung steht vor allem am Anfang eines jeden Beratungsprozesses an. Sie kann aber auch im weiteren Verlauf nötig werden, wenn Krisen oder Unklarheiten über den Beratungsprozess auftreten, und wenn über das Ende der Beratung entschieden werden muss.

*Den Überweisungskontext erfragen*
Die Rolle der Personen, die als indirekte Auftraggeber mit im Raum sitzen, wurde bereits diskutiert, insbesondere die derjenigen, die die KlientInnen (mehr oder weniger freiwillig) zur Beratung geschickt haben (die so genannten »Überweiser«). Ihre Rolle wurde anfangs eher unter dem Gesichtspunkt gesehen, dass sie den Beratungsprozess stören oder irritieren könnten (Selvini Palazzoli et al. 1983). Doch wenn man von der Überlegung ausgeht, dass es in der systemischen Arbeit vor allem um die Frage geht, wie Kooperationsbeziehungen aufgebaut und aufrechterhalten werden können, ist es leichter, diese auch als mögliche Verbündete für eine erfolgreiche Arbeit anzusehen und im Zweifelsfalle auch zu gewinnen. Fragen, die in die Richtung der Klärung des Kontextes gehen:

- Wer hatte die Idee zu diesem Kontakt?
- Was verspricht sich der / die ÜberweiserIn davon?
- Was müsste hier geschehen, damit der Überweiser hinterher sagt: Das hat sich gelohnt / das hat sich nicht gelohnt?
- Warum hat der / die ÜberweiserIn gerade Sie hierher geschickt, warum gerade zu mir?

Die Antworten auf diese Fragen verdeutlichen insbesondere die Eigenmotiviertheit oder Fremdmotiviertheit der Ratsuchenden, deren spezifische Stimmung und mögliche Vorinformationen über die systemische Beratung. Sie geben auch Hinweise, welche Funktion die systemische Beratung in der Beziehung zwischen Klienten und anderen Auftraggebern / Überweisern hat, welche Dienstleistungen eigentlich wirklich gewünscht werden. All diese Kenntnisse können dem Berater helfen, unnötiges Überengagement zu vermeiden.

**Beispiel**

Ein Fachdienst in einer großen Einrichtung bekommt die lange gewünschte Supervision finanziert. Allerdings soll von Seiten der Geschäftsführung diese Supervision der Absicherung und Beschleunigung einer Organisationsreform dienen, die von der Mehrzahl der Fachdienstmitarbeiter abgelehnt wird. Der / die SupervisorIn lädt daher zum ersten Termin einen Vertreter der Geschäftsleitung ein und erkundet, inwiefern Supervisionsziele von Geschäftsleitung und Fachdienstmitarbeitern sich decken oder sich widersprechen. Dabei kommt heraus, dass die Geschäftsführung mit der Supervision gar keine eigenen Ziele verbindet, sondern damit den Mitarbeiterwünschen entgegenkommen wollte. Die Finanzierung konnte in der Gesamteinrichtung aber nur vertreten werden, wenn die Supervision mit einem offiziell anderen Ziel begründet wird. Damit sind alle zufrieden.

*Die Erwartungen der Anwesenden erfragen*

Wenn der Kontext, in dem die Beratung stattfinden soll, geklärt ist, rücken die Erwartungen der Anwesenden in den Blick und die Frage, inwieweit diese übereinstimmen. Oft liegen die Erwartungen extrem weit auseinander: Der eine möchte durch die Konfliktgespräche endlich eine klare Ablauforganisation in der Abteilung aufgestellt wissen, der andere im Gegensatz dazu eher über das Betriebsklima sprechen und Unterstützung für die Klärung einer persönlichen Auseinandersetzung mit der Sekretärin, – diese dagegen hat keine ausgedrückten Interessen und möchte, dass alles so weitergeht wie bisher, »es ging doch alles gut, warum denn da jetzt alles breittreten?« Ein Vater möchte mit dem erwachsenen Sohn endlich die Frage der Unternehmensnachfolge bereden, die Mutter, dass die beiden überhaupt miteinander sprechen können und der Sohn sucht eigentlich vor allem Abstand aus einer hochgradig angespannten Situation usw. Für die Klärung dieser unterschiedlichen Erwartungen bieten sich zirkuläre Fragen an wie:

- Was denken Sie, verspricht Ihr Chef sich von diesem Gespräch?
- Denken Sie, Ihre Wünsche und die Ihrer Sekretärin stimmen überein, oder wie unterscheiden sie sich?
- Was müsste ich heute tun, um die Erwartungen Ihres Sohnes zu erfüllen? Was müsste ich tun, damit das Gespräch aus der Sicht Ihres Sohnes ein absoluter Misserfolg wird?

*Das Problem im Kontext*

Nach der Klärung der Erwartungen von Überweisern und Gesprächsteilnehmern kann nun das präsentierte Problem in den Blick rücken.

*Das »Problempaket auspacken«*
Globale Problembeschreibungen sollten zunächst differenziert werden, um das Problem eingegrenzter und damit leichter bearbeitbar zu machen. Dabei empfiehlt es sich zunächst zu fragen, aus welchen Verhaltensweisen und Beschreibungen das Problem aus der Sicht der Gesprächsteilnehmer besteht.

*Die Beschreibungen rund um das Problem erfragen*
Neben der bereits erwähnten »Entdinglichung« geht es hier darum, gemeinsam mit den Ratsuchenden Unterschiede herauszuarbeiten, wie das Problem von den verschiedenen Personen gesehen wird. Die oben erwähnten Klassifikationsfragen (Wer ist mehr, wer weniger durch das Problem belastet?) oder Prozentfragen können hilfreich sein.

*Den Tanz um das Problem erfragen*
Nachdem das Problemverhalten und die Kontexte, in denen es bevorzugt gezeigt wird, differenziert sind, lassen sich die Interaktionskreisläufe, in die es eingebettet ist und die das Problemverhalten am Laufen halten, erkunden. Dabei muss zwar zwangsläufig zunächst bei einer Seite angefangen werden; am Ende sollte aber deutlich werden, wie jeder der Beteiligten zugleich »Täter« und »Opfer« in diesem Kreislauf ist. Auch hier geht es um Unterschiede, zunächst in der Intensität der Reaktion auf ein Verhalten: Wer reagiert heftiger, wer reagiert überhaupt nicht? Wen stört es, wen nicht?

- Nehmen auch Ihre Arbeitskollegen an Ihrer Kleidung Anstoß oder nur Ihre Kunden?
- Wenn der Juniorchef so oft dienstlich außer Haus ist: Wen stört das und wer ist darüber ganz froh?

Dann interessiert die Art der Reaktion der anderen:

- Wenn Sie morgens regelmäßig zu spät kommen – zeigt Ihr Angestellter eher Verständnis, eher Sorge oder eher Ärger?
- Wenn Sie Ihrem Mitarbeiter mit Kündigung drohen – arbeitet er danach mehr, weniger oder genauso wie zuvor?

Nachdem die Reaktion der anderen genauer beschrieben ist, kann man zur anderen Seite des Kreislaufs zurückkehren, nämlich zur Reaktion des »identifizierten Problemträgers« auf die Reaktionen der anderen:

- Wenn Ihr Angestellter immer so besorgt ist, was tun denn dann Sie? Wie wäre es für Sie, wenn er sich entscheiden würde, ganz gleichgültig zu werden?

- Angenommen, Sie drohen Ihrem Mitarbeiter regelmäßig mit Kündigung, aber der arbeitet danach genauso wenig wie vorher – lassen Sie sich dann eher was Neues einfallen oder verstärken Sie eher die Drohung?

Entscheidend ist bei diesen Fragen, dass die Teilnehmer dabei sich selbst als Teil von immer wieder ähnlich ablaufenden Kreisläufen sehen können und insbesondere die Konsequenzen ihres Handelns in den Antworten deutlich werden.

*Erklärungen für das Problem erfragen*
Ähnlich wichtig sind mit den Kreisläufen verbundene Ideen, und zwar insbesondere die, mit denen die Teilnehmer sich das Problem erklären. Denn jede Erklärung erweitert oder beschränkt auch den Raum möglicher Problemlösungen. Es ist daher interessant, wer welche Erklärungen für das Problem hat, wie die Unterschiede der Perspektiven aussehen und welche Handlungsfolgen wiederum diese Erklärungen haben.

- Wie erklären Sie sich, dass … Ihr Chef regelmäßig trinkt?
- Angenommen, es gäbe einen Zusammenhang zwischen dem aufmüpfigen Verhalten Ihres Lehrlings und der Entscheidung der Geschäftsleitung, die Arbeitsschutzrichtlinien zu verschärfen, wie könnte ich mir den vorstellen?

*Bedeutung des Problems für die Beziehungen erfragen*
Hypothesen zum Sinn oder dem »Nutzen« des Problems in den Beziehungen der Systemmitglieder lassen sich entwickeln, indem durch Fragen der Anfang und das (hypothetische) Ende des Problems mit Beziehungsveränderungen der Mitglieder in Zusammenhang gebracht werden. Symptome werden im systemischen Modell vielfach im Kontext von Übergängen im zeitlichen Zyklus eines Systems gesehen. Hier können zirkuläre Fragen helfen, die Veränderungen, die mit bestimmten Ereignissen in Zusammenhang stehen, zu verstehen.

- Haben sich Ihre Angestellten vor der Fusion besser verstanden oder danach?
- War das Verhalten, das Sie als Mobbing bezeichnen, vor dem Wechsel der Geschäftsführung stärker oder weniger stark als heute?

Es ist auch möglich, Fragen nach dem Vergleich der An- oder Abwesenheit von Personen zu stellen.

- Ist der Streit zwischen Ihnen und dem Betriebsrat stärker, wenn die Chefin im Hause ist oder nicht?

Entsprechend interessant kann die Frage danach sein, was sich in den Beziehungen verändern würde, wenn das Problem wieder aufhörte.

*Fragen zur Möglichkeitskonstruktion*
Fragen zur Möglichkeitskonstruktion wecken den »Möglichkeitssinn«. Was bedeutet das? Therapeuten und Berater sind häufig empathisch dem *Leid* der Menschen gegenüber, mit denen sie arbeiten. Doch sollten sie nicht mindestens genauso empathisch gegenüber den *Lösungen* sein, die diese Menschen bislang gefunden haben und vor allem gegenüber den *Möglichkeiten*, die für die Betroffenen noch offen stehen? Genau dafür bieten sich die Fragen zur Möglichkeitskonstruktion an.

Sie ermöglichen es, zirkulär kreative neue Möglichkeiten einzuführen. Da man ein System nicht zu neuen Lösungen zwingen kann, ist diese Form der Frage auch ein Mittel, um spielerisch neue Wege anzubieten. Diese müssen nicht realistisch, ja, nicht einmal realisierbar sein. In jedem Fall aber fügen sie ein neues Element hinzu: »Angenommen dass …«, »Gesetzt den Fall, dass …«, »Was wäre, wenn …« und: »Wer würde dann wie reagieren?« Und es ist möglich, gegebenenfalls schnell wieder zurückzugehen, denn es war ja »nur eine Frage«, kein Vorschlag oder gar eine Hausaufgabe. Die Fragen ermöglichen somit ein unbedrohliches Probehandeln und wirken daher der Angst vor Veränderung entgegen. Das hypothetische Fragen ermöglicht dabei, »frecher« zu sein als sonst. Es wird eine »Als-ob-Realität« entworfen, die niemanden festlegt und doch die Aufmerksamkeit auf leichte Weise in konstruktive Richtungen lenken kann.

- Wenn Sie sich vorstellen, die Entscheidung Ihres Mitarbeiters, sich hilflos und unfähig zu fühlen, wäre eine Art von Protest – wogegen könnte sich dieser Protest am ehesten richten?
- Angenommen, Ihr Vorgesetzter würde sich entscheiden, ein völlig neues Projekt zu beginnen, eines, an das noch niemand in der Firma bisher gedacht hat – mit wem würde er sich in einer Kreativgruppe für die Planung zusammensetzen?
- Gesetzt den Fall, Ihre Kollegin würde sich entscheiden, all die Probleme aus der Vergangenheit in einen großen Umschlag zu packen, zuzukleben und in eine Schublade zu legen, würden Sie sich dann besser oder schlechter verstehen als jetzt?

Fragen zur Möglichkeitskonstruktion können auch nach dem möglichen Sinn von Symptomen fragen, ein Reframing darstellen und gleichzeitig

Alternativen ausprobieren: Hypothetisch kann auch die Rolle des Beraters hinterfragt werden:

- Gesetzt den Fall, es gäbe keine Berater auf der Welt (oder Beratung würde ab sofort verboten werden), was würden Sie dann tun, um Ihr Problem zu lösen?
- Gesetzt den Fall, wir würden Ihnen mitteilen, dass Ihr Problem unlösbar ist. Wie würden Sie, wie Ihr Mann darauf reagieren?

Eine Variante des hypothetischen Fragens ist das Fragen in die Zukunft (sogenanntes Feedforward):

- Stellen Sie sich einmal vor, es wären fünf Jahre vergangen: Welcher der Mitarbeiter wird die Firma verlassen haben? Wie wäre der Trennungsprozess verlaufen, für wen wäre er am schwierigsten?
- Wie werden Sie Ihr Leben gestalten, wenn Ihre Tochter die Geschäftsführung übernommen haben wird?

Hypothetische Fragen können sich darüber hinaus noch sogar auf Ereignisse beziehen, die völlig unmöglich sind. Diese so genannten »existenziellen« Fragen (Boscolo et al. 1988) eignen sich zum Aufdecken von Tabuthemen und verdeckten Phantasien in Familien:

- Wenn Sie sich einmal vorstellen, Ihr Prokurist wäre nie eingestellt worden, wie sähe die Abteilung dann heute aus?
- Wenn Sie statt als Junge als Mädchen geboren worden wären, wie würde die Auseinandersetzung um die Übernahme des Familienunternehmens dann aussehen? Würde es dann bei Ihnen um andere Themen gehen? Wie würde denn dann die Beziehung zwischen Ihnen und Ihrem Vater / Ihrer Mutter anders aussehen?

Auch Ideen über die Vergangenheit können hypothetisch neu durchgedacht werden:

- Angenommen Sie bleiben dabei, dass Ihre miserable Kindheit Ihr Leben verpfuscht hat: Wie wird sich das auf Ihren Umgang mit Ihren eigenen Kindern / Ihren Mitarbeitern auswirken?
- Angenommen Sie stellen die Diagnose Ihres Vaters in Frage, nach der es vor allem auf Stabilität des Unternehmens ankommt: Was wäre das, was Sie als Erstes ändern würden? Und wo wäre möglicherweise das erste Mal der Punkt, an dem Sie darüber nachdenken würden, ob er vielleicht auch zumindest teilweise Recht hatte?

Besonders viele Möglichkeitsfragen sind im lösungsorientierten Therapieansatz entwickelt worden. Unseres Erachtens ist jedoch damit vorsichtig zu verfahren. Jede Frage ist, wie anfangs verdeutlicht, immer auch eine Intervention, die implizit eine bestimmte Sicht von Wirklichkeit anbietet. Fragen nach Lösungsmöglichkeiten können die Norm implizieren, dass ein Problem eigentlich gelöst werden *sollte*. Dies legt eine bestimmte Richtung nahe. Es kann daher wichtig sein, die Fragen durch entsprechende Ergänzungen auszubalancieren, wie in den Beispielen geschehen. Denn wenn Probleme *auch* als nützlich angesehen werden können, zum Beispiel als eine kreative Lösung für ein systemisches Dilemma, dann kann es gerade um die Entwicklung wertschätzender Perspektiven für »das Problem« gehen und darum, jede Form der Normsetzung zu vermeiden (auch die der schnellen Effizienz!).

Daher empfiehlt es sich, den Lösungsfragen »Verschlimmerungsfragen« gegenüberzustellen – zum Beispiel danach, wie ein Problem absichtlich erzeugt, erhalten, verschlimmert oder verewigt werden könnte. Beide Typen von Möglichkeitsfragen (und ihre Kombination) sollen im Folgenden vertieft werden.

*Lösungsorientierte Fragen (»Verbesserungsfragen«)*
Ob beim Arzt, im Coaching, in der Erziehungs- oder Unternehmensberatung: Ratsuchende schildern meist als Erstes ihr Problem. Darauf ist ihr Fokus schon seit langem gerichtet; andernfalls wären sie nicht gekommen. Aber je länger sich der Blickwinkel auf das Problem konzentriert und allmählich verengt hat, um so mehr ist »das, was funktioniert« aus dem Blickfeld geraten. Gerade das könnte aber Hinweise geben, wie das angegangen werden könnte, was nicht funktioniert. Deshalb lohnt es, sei es nach einer anfänglichen Phase der Problembeschreibung oder sofort, auf die Suche nach Erfahrungen oder Ideen zu gehen, die neue Möglichkeiten jenseits des Problems eröffnen.

*Fragen nach Ausnahmen vom Problem*
Vergleicht man Problem-Zeiten mit Nicht-Problem-Zeiten, so werden die Bedingungen dieser Unterschiede deutlich. Dazu bieten sich drei aneinander anschließende Fragen an:

- Wie oft (wie lange, wann, wo) ist das Problem nicht aufgetreten?
- Was haben Sie und andere in diesen Zeiten anders gemacht?
- Wie haben Sie es da geschafft, das Problem nicht auftreten zu lassen?
- Wie könnten Sie mehr von dem machen, was Sie in Nicht-Problem-Zeiten gemacht haben?

*Fragen nach Ressourcen – unabhängig vom Problem*
Bei Klientensystemen, die in ihrer Situation »alles« schrecklich erleben und dies schon lange, kann es nützlich sein, sich darüber hinaus nach Lebensbereichen zu erkundigen, mit denen die Mitglieder zufrieden sind, in denen sie sich wohl oder kompetent fühlen – nicht nur im Vergleich mit den Problemsituationen. Man kann fragen:

- Was möchten Sie in Ihrem Leben gern so bewahren, wie es ist?
- Was gefällt Ihnen an sich selbst (an Ihrem Partner, Ihren Kollegen)?
- Solche Fragen können auch als Hausaufgabe mitgegeben werden.

Ressourcenorientierte Fragen sind vor allem sinnvoll, wenn im Klientensystem Ideen wie: »Nichts könnte nicht noch verbessert werden« und »Man muss ständig an sich arbeiten« vorherrschen und zu einer Last geworden sind, so dass weitere Veränderungsarbeit dieses Muster nur noch bestärken würde.

*Die Wunderfrage*
Manche Klientensysteme wissen keine Ausnahmen zu berichten, »nichts« gefällt ihnen mehr an sich, »alles« ist furchtbar, keinerlei Ausnahmesituationen können ausgebaut werden. Da bleibt allenfalls noch ein Wunder … Und genau nach solchen Wundern kann man sich erkundigen:

- Wer würde zuerst erkennen, dass das Wunder über Nacht geschehen ist, und woran?
- Was würden Sie danach als Erstes anders machen? Was als Zweites?
- Was würden die Menschen um Sie herum danach anders machen?
- Wenn Sie etwas anders machen würden – wie würden die Menschen um Sie herum darauf reagieren?
- Wer wäre am meisten überrascht davon?
- Wie sähe die Beziehung zwischen Ihnen einen Monat (ein Vierteljahr, ein Jahr, fünf Jahre) nach dem Wunder aus?

Die Wunderfrage erzeugt zwei Effekte. Zum einen ist sie so unverbindlich (für ein Wunder kann man ja nichts), dass man Veränderungen phantasieren kann, ohne sich gleich schon für deren Herstellung verantwortlich fühlen zu müssen. Zum anderen stellt man häufig fest, dass das, was man nach dem »Wunder« tun würde, nichts Übernatürliches ist, sondern recht schlichte, handfeste Tätigkeiten. Hat man zuvor schon über Ausnahmen vom Problem gesprochen, entdeckt man oft, dass man nach dem Wunder einfach mehr von dem tun würde, was man heute schon in Ausnahmen hier und da macht – dass also sozusagen das Repertoire für die Zeit nach dem Wunder heute schon vorhanden ist. Je nach Situation ist es dann denkbar, beispielsweise mit einem Klienten abzusprechen, sich für einen bestimmten Zeitraum einmal so zu verhalten, als sei das Wunder bereits passiert (z.B. für 10 Minuten am Tag).

*Problemorientierte Fragen (»Verschlimmerungsfragen«)*
Verschlimmerungsfragen führen auf entgegengesetztem Weg zu einem ähnlichen Ergebnis wie Verbesserungsfragen: Durch sie wird deutlich, wie Probleme aktiv erzeugt und aufrechterhalten werden, und dabei wird im Umkehrschluss deutlich, was man unterlassen könnte, wollte man das Problem loswerden:

- Was könnten Sie tun – angenommen, Sie nähmen sich dies vor – um Ihr Problem absichtlich zu verschlimmern oder zu verewigen?
- Wie könnten die anderen Ihnen dabei helfen, Ihr Problem zu behalten? Wie könnten die anderen Sie dazu einladen, es sich schlecht gehen zu lassen?

## 5.5 Zirkuläres Fragen

Das folgende Schaubild hilft sich »mnemotechnisch« die Fülle der verschiedenen Möglichkeiten zu merken: Sie können den Raum, in dem Sie sind, in fünf Bereiche aufteilen und in diesen Bereichen die verschiedenen Möglichkeiten platzieren. In der Mitte stehen die allgemeinen Fragen. Aus der Perspektive jeder der vier Ecken können die Fragen der Mitte unterschiedlich gestellt werden. Wählen Sie eine Problemstellung aus Ihrem Alltag aus. Überlegen Sie, welche Personen beteiligt sind. Gehen Sie anschließend nacheinander in jede Ecke und suchen Sie nach möglichen zirkulären Fragen aus den vier Perspektiven, indem Sie die Möglichkeiten in der Mitte durchspielen.

### Literatur zum Weiterlesen

**Kindl-Beilfuss**, C. (2008). Fragen können wie Küsse schmecken. Systemische Fragetechniken für Anfänger und Fortgeschrittene. Heidelberg: Carl Auer

**Simon**, F. / Rech-Simon, Ch. (1999). Zirkuläres Fragen. Systemische Therapie in Fallbeispielen: Ein Lernbuch. Heidelberg: Carl Auer Systeme

Ecke 1:
*Tratschen in Anwesenheit*
- Fragen nach Erwartungserwartungen
- Angenommen, ihr Mann würde laut
- ausdrücken, was ihn bewegt...

Ecke 2:
*Andere Personen*
- Was denken Außenstehende über das Problem, die Familie?
- Fragen zum Beratungskontext
- Aufträge Außenstehender

**Allgemeine Fragen, die sich auf die Ecken beziehen**

1. Unterscheidungen herstellen
   - Fragen nach Unterschieden in der Sichtweise/Bewertung
   - Klassifikationsfragen (wer mehr / weniger?)
   - Prozentfragen (0 – 100%)
   - Skalierungen
   - Übereinstimmungsfragen
   - Subsystemvergleiche
2. Konkretes Verhalten
   - Konkretisieren von »Universalen« (nie, immer..)
3. Lösungsorientiert fragen
   - Fragen nach Ausnahmen
   - Fragen nach Ressourcen
4. Problemorientiert fragen (Verschlimmerung)
   - Wenn Sie/ein anderer absichtlich wollte/n, dass es schlimmer wird…
   - Wer würde bedauern, wenn das Problem nicht mehr bestünde?
   - Als-ob-Fragen
   - Was müssen Sie tun, damit andere denken, das Problem besteht weiterhin?

Ecke 3:
*Hypothetische Situationen*
- Andere Umstände, andere
- Entscheidungen
- Wunderfrage
- Wer wüsste als Erster davon, wer nicht?
- angenommen, Sie wären mit diesem Wissen als Mädchen / Junge auf die Welt gekommen …

Ecke 4:
*Andere Zeiten, andere Orte*
- Was würde man im Heimatdorf raten?
- Was hätte man vor 10/20 Jahren, was würde man in 10/20 Jahren (ge)raten?
- Zukunftspläne oder Zeitpläne
- Wie lange wird Ihr Problem Sie noch begleiten?

**Abb. 6:** Zirkuläres Fragen

# 6

## Skulptur, Aufstellung und andere metaphorische Techniken

*Während die Methode der Skulptur eine seit Jahrzehnten bewährte Form der erlebnisintensivierenden systemischen Arbeit ist, ist zuletzt eine ähnliche Arbeitsform sehr stark ins Gespräch gekommen, die sog. »Aufstellung« (Familienaufstellung, Familienkonstellation o.ä.). Trotz ihrer Ähnlichkeiten sind beide Formen im Einsatz und vor allem in der Handhabung sehr unterschiedlich.*

Die Skulpturarbeit (im Englischen erstmals von Duhl, Kantor und Duhl 1973, im Deutschen erstmals von Schweitzer und Weber 1982 beschrieben) leitet sich vom Psychodrama ab und wird im Allgemeinen mit den betroffenen Personen selbst durchgeführt. Gefühle, Kommunikations- und Beziehungsmuster werden in symbolischer Form repräsentiert: Eine »anklagende Beziehung« wird dadurch charakterisiert, dass der eine Partner mit ausgestrecktem Zeigefinger (dem »Blame-Finger«) vor dem anderen steht. Die Symbolik wird meist intuitiv und unmittelbar verstanden, auch von außen, und kann Anlass für Gespräche sein, ob die Darstellung von anderen ähnlich erlebt wird, welche Wünsche nach Veränderung bestehen und wie diese umgesetzt werden könnten usw.

Im Gegensatz dazu ist die Methode der Aufstellung, wie sie von Bert Hellinger und Gunthard Weber entwickelt wurde (Weber 1993), eine Methode, die von einem Einzelnen genutzt wird, um im Kontext einer Gruppe persönliche Fragen zu bearbeiten. Hier wird ausschließlich mit Stellvertretern gearbeitet, die ihre Empfindungen im Sinne einer »repräsentierenden Wahrnehmung« als Instrument der Erkenntnis zur Verfügung stellen. In ein kritisches Licht gerückt wurde diese – durchaus anregende und interessante – Arbeitsform aufgrund ihrer Handhabung durch sowohl den Begründer als auch viele seiner Schüler: Während bei der Skulpturarbeit die Wahrnehmungen der Betroffenen von ihnen validiert werden (»Ja, das ist genauso, wie ich es zu Hause erlebe!« bzw. »Nein, das ist nicht sehr typisch für uns!«) oder (falls die Betroffenen nicht alle anwesend sind) als Hypothese beschrieben werden (»Erzählen

Sie Ihrem Kollegen doch einmal davon und fragen ihn danach, ob er sich tatsächlich manchmal etwas ausgeschlossen fühlt!«), wird von vielen Aufstellern die Meinung vertreten, über die Methode einer »Wahrheit« teilhaftig zu sein und tatsächliche Geheimnisse und Verstrickungen aufzudecken. Verführerisch mag dabei sein, dass sowohl in der Aufstellungsarbeit als auch in der Skulpturarbeit oft erstaunliche »Passungen« zu beobachten sind (»Ja, mein Onkel hat tatsächlich immer starke Magenschmerzen gehabt, genau wie der Stellvertreter!«) und dass diese oft auch mit heftigen Affekten und Gefühlsausbrüchen einhergehen, die das Empfinden verstärken können, dass es sich um »wahre Prozesse« handle, die dort stattfinden. Doch kann das Verständnis, hier »die Wahrheit« gefunden zu haben, in Extremfällen den / die BeraterIn zu entwertenden, manchmal auch demütigenden Interventionen und Unterwerfungsritualen verleiten (etwa indem jemand gezwungen wird, sich zu verneigen), zu mystifizierenden Zuschreibungen (»Krebs ist die Strafe für fehlende Achtung vor den Eltern«), zur Verwendung verabsolutierender Beschreibungsformen (»So ist es!«) oder zu drastisch konnotierten Abbrüchen durch den Aufsteller (»Bei dir ist nichts zu machen!«, »Du bist verloren!«). Es scheint so, als verführe das Setting und die Methode zur Illusion von Macht. Die deutschen systemischen Dachverbände haben sich explizit gegen diese Art des Umgangs mit dem Instrumentarium abgegrenzt (etwa in der *Potsdamer Erklärung der Systemischen Gesellschaft*, nachzulesen z.B. unter http://www.systemische-gesellschaft.de/portal/ und in der *Stellungnahme der Deutschen Gesellschaft für Systemische Therapie und Familientherapie*, nachzulesen unter www.dgsf.org/Stellungnahmen) und darauf verwiesen, dass das Instrument im Sinne eines systemischen Vorgehens durchaus heuristisch genutzt werden kann, sofern es auf der Basis einer partnerschaftlichen Kooperationsbeziehung im oben beschriebenen Sinne verwendet wird. Daher wird in diesem Kapitel sowohl die Familienskulptur vorgestellt wie auch deren Varianten (z.B. die Arbeit mit Symbolen oder Figuren), aber auch die Aufstellungsarbeit, zumal die Variante der Organisationsaufstellungen (Weber 2000) derzeit auf große Resonanz stößt. Bereits hier sei aber vermerkt, dass wir diesen Teil mit einem großen »Cave!« (= Hüte dich!) versehen möchten: Angesichts der Relativität unserer Wirklichkeitsbeschreibungen, die immer den Beobachter mit einbeziehen, sind Aufstellungen kein Mittel, um herauszubekommen, wie es »wirklich« um die Organisation bestellt ist. Beispiele wie das der Unternehmerin, die ihre Schwiegertochter aus dem Unternehmen komplett ausschloss, weil die Aufstellung ergeben hatte, dass diese »keinen Platz« in der Firma habe, halten wir – sofern dies Vorgehen vom Berater gebilligt worden sein sollte – schlicht für einen Kunstfehler, der mit systemischer Praxis unvereinbar ist. Angesichts der Tatsache, dass sich Berichte über katastrophale Auswirkungen von Aufstellungen in Unternehmen häufen, kann dies nicht deutlich genug unterstrichen werden. Mittlerweile sind – ausgehend von diesen kritischen Überlegungen – eine Reihe von Überlegungen zur Aufstellungsarbeit entstanden, die sich von der oben kritisierten Praxis explizit abgrenzen, ohne die Methode als Ganze zu verteufeln (König 2004, Weber et al. 2005, Groth 2004, 2005).

## 6.1 Die Arbeit mit Skulpturen

Die Technik der Skulptur gehört sicher zu den interessantesten erlebnisintensivierenden Methoden, die die Familientherapie entwickelte. Über die Aufgabe, die Beziehungen der Familie in Haltung und Position darzustellen, wird ein ganzheitlicher Zugang zu dem komplexen System »Familie« auf unterschiedlichen Ebenen ermöglicht (Schweitzer / Weber 1982). Die auf diese Weise geschaffene symbolische Repräsentation der Familienbeziehungen geschieht ohne Rückgriff auf die digitale Sprache und wird daher meist sehr schnell verstanden (von Schlippe / Kriz 1993). Damit bietet sich die Skulptur als Technik an, die in ihrer Handlungssymbolik unabhängig von der jeweiligen Altersstufe, der Schichtzugehörigkeit und den damit verbundenen Sprachproblemen sowie unabhängig von der jeweiligen Problematik einsetzbar ist. Sie umgeht Rationalisierungen und führt daher oft schneller zu den wesentlichen Themen der Familie. Gleichzeitig ist die Skulptur eine Technik, die es ermöglicht, familiäre Abläufe in ihrer Gleichzeitigkeit und gegenseitigen Bezogen- und Bedingtheit der Teilprozesse darzustellen. Dazu bedarf es oft nicht einmal eines besonders großen Aufwands:

**Beispiel**

In einem Familiengespräch im Rahmen eines Seminars, das die amerikanische Familientherapeutin Virginia Satir leitete, beginnt die Mutter, sich über die Tochter zu beklagen und diese anzugreifen. Satir unterbricht: »Ich möchte Ihnen einmal zeigen, was ich gesehen habe, darf ich?« Und dann nimmt sie die Hand der Mutter und fordert sie auf, mit ausgestrecktem Finger auf die Tochter zu zeigen. Auf die Frage an die Tochter, was sie tue, wenn die Mutter sich so verhalte, dreht diese der Mutter den Rücken zu. »Ist es das, was Sie erreichen wollen?« fragt Satir die Mutter. Diese verneint, Satir lässt die Mutter das Bild stellen, was ihr vorschwebt: Die Tochter steht ihr gegenüber und blickt ihr offen ins Gesicht. »Wie können Sie erreichen, dass Ihre Tochter das tut?« Die Mutter denkt lange nach und verwandelt schließlich den anklagenden Finger in die offene Hand – und es wird möglich, über die Bedürfnisse, Wünsche und Sehnsüchte der beiden Menschen aneinander zu sprechen.

Gerade zu Beginn der Beratungsarbeit lassen sich leicht »nebenbei« einmal Skulpturelemente verwenden – zum Beispiel über die Distanz der Stühle das Ausmaß von Nähe und Abstand bestimmen oder eine bestimmte Körperhaltung einnehmen zu lassen.

In der ursprünglichen Form der Familienskulptur wird ein Familienmitglied aufgefordert, die Familie in Haltung und Position so aufzustellen, wie er oder sie sie erlebt (z.B. durch die Aufforderung: »Stellen Sie sich vor, Sie wären ein Künstler, der die Aufgabe hätte, eine Skulptur von Ihrer Familie in Ihrem Garten aufzubauen!«). Doch recht häufig wird auch eine Beraterin die Möglichkeit nutzen, die Familie mit einem Bild zu konfrontieren (»Ich würde Ihnen gern einmal zeigen, wie ich Sie im Moment sehe!«). Beide Möglichkeiten bieten sich analog in der Arbeit mit Teams oder anderen sozialen Systemen an. In Supervisionen oder im Rahmen von Ausbildung werden Skulpturen auch zur Hypothesenbildung über das familiäre Geschehen eingesetzt.

Die mit der Skulptur geschaffenen symbolischen Repräsentationen der Familienbeziehungen werden im Allgemeinen ohne Rückgriff auf die Regeln der digitalen Sprache verstanden. Als Technik wird es dadurch möglich, familiäre Abläufe in ihrer Gleichzeitigkeit und in der gegenseitigen Bezogen- und Bedingtheit der Teilprozesse darzustellen. Die Methode ist damit von der des zirkulären Fragens äußerlich sehr verschieden – doch zeigen sich deutliche Gemeinsamkeiten, wenn man darauf schaut, was diese Art von Praxis auf der Ebene der Erwartungs-Erwartungen bedeutet: Auch hier wirkt die Intervention dadurch, dass sie für jedes einzelne Systemmitglied eine komplexe Rückmeldung darüber bietet, wie ein anderer die Beziehungen sieht (s. von Schlippe / Kriz 1993).

Es gehört zu den spannenden Phänomenen, dass zum einen die Protagonisten beim Aufbau einer Skulptur (wie bei Aufstellungen auch) offenbar eine sehr genaue äußere Repräsentation ihres inneren Bildes darstellen können, mit einem gut erkennbaren Evidenzerlebnis, wenn das Bild »passt« (»Nein, Sie müssten noch fünf Zentimeter weiter nach rechts und den Kopf dahin drehen bitte, ja, so stimmt's!«). Zum anderen spiegeln die Rückmeldungen der Mitglieder und oft sogar der Rollenspieler ein hohes Maß an subjektiv erlebter Gültigkeit wider (»Genauso fühle ich mich oft!«). Trotz aller Faszination bleibt es dabei wichtig, den subjektiven und hypothesenbildenden Charakter der Skulpturarbeit im Blick zu behalten: Dieses Instrument dient als Möglichkeit der Intensivierung des Gesprächs oder der Bildung von Hypothesen und nicht als »Abbild«, der »Wirklichkeit«.

Schweitzer / Weber (1982) geben einige Grundelemente für die Skulpturarbeit an, der Berater kann durch entsprechende Fragen das stellende Mitglied unterstützen:

- *räumlicher Abstand* als Symbol für emotionale Nähe: Wer steht wem wie nah, wie fern?
- *oben / unten* als Symbol der hierarchischen Strukturierung: Wer setzt sich am stärksten durch, steht vielleicht gar auf einem Podest (Stuhl o.ä.)?
- Wer steht ganz unten in der Entscheidungshierarchie, sitzt vielleicht auf einem Stuhl oder gar auf dem Boden?
- *Mimik und Gestik* als Ausdruck differenzierter Strukturen: Wer fasst wen an? Wer guckt wohin? Wer steht eventuell gebeugt und mit geballten Fäusten da, wer gerade mit offenen Händen? Wer rüttelt heimlich am Fuß des »auf dem Podest« stehenden Vorgesetzten?

Der »Bildhauer« wird ermutigt, all diese Grundelemente zu verwenden, auszuprobieren und zu verändern, bis er oder sie zufrieden ist. Anschließend werden alle Mitglieder aufgefordert, in der Position zu verharren und die damit verbundenen Empfindungen wahrzunehmen. Die von diesen angegebenen Gefühle, ihre Änderungswünsche und Alternativskulpturen können dann Gegenstand einer intensiven Auseinandersetzung sein. Hier bieten sich eine Reihe von Fragen an:

- Was ist es für ein Gefühl, in dieser Position zu sein? Passt es zu dem Gefühl, das der / die Betreffende (= jede/r Anwesende) im Alltag mit diesen Menschen erlebt?
- Wussten Sie / wusstest du, dass der »Bildhauer« das System so sieht?
- Stimmen Sie / stimmst du mit dem Bild überein? Was sollte geändert werden?
- Welche Veränderungen wünscht sich jede/r, um sich besser zu fühlen?

Gerade wegen der vielfältigen Möglichkeiten ist auch Vorsicht beim Einsatz der Skulptur angebracht: BeraterInnen könnten sich verleiten lassen, zu schnell zu viel in der Skulptur unterzubringen oder eine problematische Skulptur nicht auszuhalten und zu früh zu einer Lösung hin zu treiben. Zudem sollte man sich bewusst sein, dass die Skulptur bestimmte Widerstandsformen unterlaufen kann und daher besonders darauf achten, die

Integrität des Rat suchenden Systems zu wahren. Gleichzeitig erfordert es durchaus Mut, die Beteiligten zu solchen ungewöhnlichen Handlungen zu bewegen. Erleichtert wird dies durch den frühzeitigen Einsatz von Bewegung und kleinen »Miniskulpturen«. Hingegen können Aufforderungen wie: »Ich habe da in der Ausbildung so eine komische Technik kennengelernt, wenn Sie unbedingt wollen, können wir sie ja mal versuchen …« die Skulpturarbeit von vornherein zum Scheitern verurteilen. Auf der anderen Seite kann ein leichter und selbstverständlicher Umgang mit der Skulptur auch Aktivität, Spaß und Freude in die Arbeit bringen. Spielerisch kann auf diese Weise eine systemische Sichtweise nahe gebracht werden: die Zirkularität von Verhalten in sozialen Systemen, eine Mehrgenerationenperspektive, die positive Bedeutung und der Sinn von Symptomen und anderes mehr. Es ist jedoch nicht nur diese Seite, die in der Skulptur deutlich wird, oft zeigt sie den Betroffenen auch überdeutlich, wo sie stehen. Diese Konfrontation muss der / die BeraterIn gemeinsam mit den Beteiligten aushalten, wenn sie wirksam sein soll. Zum Standardvorgehen sind eine Reihe von Erweiterungen und Differenzierungen möglich:

- Neben der Stellung der Skulptur durch ein Systemmitglied (die *Inside-Out-Perspektive*), kann der / die BeraterIn auch eine *Outside-In-Perspektive* einführen, wenn sie dem System eine Rückmeldung geben möchte, wie sie dieses im Moment erlebt: »Ich möchte Ihnen einmal ein Bild zeigen …«
- Eine Simultan-Skulptur entsteht, wenn jedes Mitglied aufgefordert wird, sich im Raum so zu platzieren, wie es im Moment seine Beziehung zu den anderen erlebt.
- Der Austausch eines in der Skulptur stehenden Mitgliedes durch eine andere Person, zum Beispiel den Co-Berater, macht es möglich, dass dieser die mit der Position verbundenen Empfindungen und Impulse unbefangener aussprechen kann.

Auch Mitglieder eines erweiterten Systems können spielerisch mit einbezogen werden, zum Beispiel durch Möbelstücke und Ähnliches.

- Die Aufforderung an alle Mitglieder, sich eine Überschrift oder Metapher für die Skulptur auszudenken, kann die Atmosphäre noch einmal verdichten. In ähnlicher Weise kann der Einsatz von symbolischen Gegenständen den Grad der Involvierung noch steigern – z.B. die Verwendung von Bändern und Schnüren, die den Personen um Hand oder Fuß gebunden werden, um starke Bindungen deutlich zu machen. Schnüre lassen sich auch einsetzen, um den persönlichen Raum zu markieren, den eine Person für sich beansprucht.

- Wichtige Aufschlüsse ergeben sich aus Skulpturen vor und nach bestimmten gravierenden Ereignissen (z.B. dem Tod des Firmengründers). Hierdurch wird deutlich, wie sich Beziehungen durch äußere Veränderungen neu konstellieren. Entsprechendes gilt für zu erwartende Zukunftsereignisse – wie die zu erwartende Pensionierung oder ähnliches.
- Bedeutsam für die Suche nach Ressourcen kann die Aufforderung sein, innerhalb der Skulptur eine Haltung, einen Platz zu suchen, der einer größeren Zufriedenheit entsprechen würde oder die Aufforderung, eine Wunschskulptur zu stellen.
- Eine interessante Variante stellt die Möglichkeit dar, die Skulptur »lebendig« werden zu lassen, indem Bewegungsabläufe gespielt werden. Bestimmte redundante Verhaltenssequenzen werden in Szene gesetzt und mehrfach wiederholt oder jeder wird aufgefordert, in »Slow-Motion« seinen Impulsen nachzugeben und gleichzeitig auf die Veränderung der anderen Mitglieder zu reagieren.
- In ähnlicher Weise kann auch der Zustand vor einer Symptombildung gestellt werden, und dann auch: Wie könnte es aussehen, wenn jetzt das Symptom nicht mehr da wäre? In Familien, in denen ein bestimmtes Thema zum »organisierenden Prinzip« geworden ist (sei es eine chronische Krankheit oder Sucht), kann auch dieses selbst als Person oder Gegenstand in die Skulptur eingebaut werden: Was passiert beispielsweise, wenn die Krankheit (symbolisiert durch einen Gegenstand), auf die alle gebannt starren, nicht mehr so nah bei der Mutter steht wie bisher?
- Ähnlich wie ritualisierte Bewegungen können auch Worte oder Sätze ritualisiert und wiederholt werden. Dieses Vorgehen schafft eine konfrontative Dichte, die viele Emotionen auslösen kann.

**Beispiel**

Bei einem geschiedenen Paar, das um ein Kind kämpft, stellt die Therapeutin eine Skulptur, in der beide Eltern am Kind zerren. Die Skulptur wird in Bewegung gesetzt: das Kind lässt sich einmal zu der einen, dann zu der anderen Seite ziehen. Schließlich bekommen beide Eltern Sätze: »Nur bei mir bist du sicher!« und: »Du willst doch eigentlich zu mir!« Das mehrfache Durchspielen der Bewegung und die Wiederholung der Sätze konfrontiert das Muster der Einbeziehung des Kindes in den Paarkonflikt.

- Eine Skulptur kann auch in der Einzelberatung eingesetzt werden, etwa über leere Stühle, die Personen symbolisieren. Dadurch, dass die Klientin sich in jeden Stuhl setzt, kann sie einen Teil der Gefühle in der jeweiligen Position nachempfinden.

- In Ausbildung und Supervision ist die Skulptur schließlich eine wichtige Technik zur Hypothesenbildung und zur Analyse der Position des Beraters im System. Hier stellt meist diese selbst das eigene Bild von der Familie und bekommt aus den Rückmeldungen der Rollenspielteilnehmer entsprechende Hinweise.

## 6.2 Das Familienbrett und symbolische Darstellungen

Die Varianten der Skulpturarbeit sind sehr zahlreich, von simulierten Familiensystemen in der Supervision über die Arbeit mit Figuren und Klötzchen, z.B. mit dem Familienbrett nach Ludewig oder mit dem Familien-System-Test FAST (beide zitiert nach von Schlippe / Schweitzer 1996). Die metaphorische Arbeit mit Systemdarstellungen ist nicht abhängig davon, dass alle Mitglieder »leibhaftig« aufgebaut werden. Systemische Visualisierungstechniken können mit Püppchen, Lego-/Playmobil-Männchen oder »Mensch-ärgere-dich-nicht«-Steinen gestellt werden. Steinhübel (2005) schlägt die Methode des »Zirkus Systema« als Coachinginstrument vor: Ausgehend von einem Satz von Zirkusfiguren (etwa dem Playmobilzirkus oder einer ähnlichen Zusammenstellung) werden Klienten aufgefordert, ihre Organisation sowie die Positionen der einzelnen wichtigen Personen innerhalb ihrer Organisation in Form einer Analogie zum Zirkus zu erkunden.

Interessant ist vielfach, Klienten aufzufordern, ein Symbol zu wählen – etwa für eine bedeutsame Person, mit der sie sich gerade beschäftigen und diese zu platzieren: Erleben sie sie vor sich, hinter sich, seitlich? Und wie fühlen sich Änderungen an? Ähnlich kann auch ein Konflikt, ein Problem, eine Sorge symbolisiert und so »externalisiert« werden: Was ist in der Beziehung zweier KollegInnen anders, wenn das Thema »Konkurrenz«, für das ein gemeinsames Symbol (ein dicker schwarzer Stein) gewählt wurde, auf dem Flur platziert wird (»der hat jetzt mal frei, nach so vielen Jahren…«) und plötzlich nicht mehr zwischen Ihnen steht: Welche Qualität Ihrer Beziehung könnte dann erkennbar werden, die bislang nicht leben konnte?

## 6.3 Familienaufstellungen, Organisationsaufstellungen

Der Unterschied zwischen der Methode der Familienskulptur und der Aufstellung wurde bereits kurz skizziert. Aufstellungen werden in der

Regel nicht mit den Mitgliedern des betroffenen Systems gemacht (auch Organisationsaufstellungen nicht), sondern sie dienen der Gewinnung einer neuen Perspektive auf das eigene System für eine Einzelperson, manchmal auch für Ehepaare (dann stehen die Herkunftsfamilien der Partner jeweils im Vordergrund).

Zu Beginn werden nur wenige, vor allem strukturelle Informationen erfragt, also zum System gehörende Personen, mögliche bedeutsame Ereignisse aus der Vergangenheit, bei Familienaufstellungen etwa Todesfälle, schwere Erkrankungen, Scheidungen, Fehl- oder Totgeburten, im Fall von Organisationsaufstellungen ungerechtfertigte Kündigungen, Mobbing, drastische Konflikte (z.B. das Übergehen eines berechtigten Erben eines Familienunternehmens) oder auch die Rolle der Firma während des Dritten Reiches – nicht selten wird dann etwa ein Stellvertreter für den Nationalsozialismus in die Aufstellung mit eingestellt (vgl. Sander 2005). Dann wird der Ratsuchende aufgefordert, für die bedeutsamen Personen des Systems aus der Gruppe StellvertreterInnen (RepräsentantInnen) auszusuchen und diese schweigend und ohne Begründungen abzugeben, im Raum zu positionieren, »so wie es passt«, also jedem einen Platz zu geben und dabei ganz und gar der eigenen Intuition zu folgen (wie bei Skulpturen kann dies auch mit Figuren oder Symbolen gemacht werden). Anschließend befragt der Aufstellungsleiter die Aufgestellten nach ihren Wahrnehmungen, Körperempfindungen, Gefühlen, Impulsen. Die Stellvertreter stellen, möglichst ohne eigene Hypothesen zu verfolgen, einfach nur ihre (Körper-)Wahrnehmung zur Verfügung und berichten über ihre Gefühle und Impulse: Durch Aufstellung im Raum können sich bei den RepräsentantInnen zum Teil heftige körperliche und gefühlsmäßige Zustände entwickeln,

Zitat

*die sich deutlich von den eigenen – vor Übernahme der Rolle empfundenen – unterscheiden. So können unangenehme Körpergefühle bis zu Schmerzen in verschiedenen Körperteilen auftreten, die man/frau noch nie zuvor empfunden hat, es entwickeln sich plötzlich Sympathien oder Antipathien gegenüber anderen StellvertreterInnen im System oder Impulse, weit weg gehen oder jemandem ganz nah sein zu wollen. (Sander 2005, S. 246)*

Der / die Ratsuchende beobachtet das Geschehen dabei, während die Beraterin mehr oder weniger stark im System interveniert und auf der Basis einer Anzahl von Heuristiken nach möglichen Lösungsbildern und lösenden Sätzen bzw. Formeln sucht. Manchmal wird der / die KlientIn am Ende der Aufstellung aufgefordert, den Platz mit dem / der RollenspielerIn zu tauschen, um eine gefundene Lösungskonstellation nicht nur zu sehen, sondern auch zu spüren. Ziel der Aufstellung in der klassischen Form ist es, den Ratsuchenden so ein »inneres Lösungsbild« anzubieten, das in ihnen arbeiten und reifen kann (Sander, ebd.). Die dahinter liegende Idee ist, dass ein solches Bild eine eigene »Kraft« hat und im Alltag eine gute Wirkung entfalten wird.

*Lösungsheuristiken*
Der / die AufstellerIn verfolgt in der Suche nach einem »guten Bild«, das er / sie dem Ratsuchenden anbieten kann, einige Heuristiken, die im Folgenden kurz dargestellt werden sollen. Wir sehen sie in dieser Funktion als hilfreich an, als Beschreibungen einer – von wem auch immer »aufgedeckten« – »Wahrheit« sind sie eher gefährlich. Insbesondere gilt dies für die impliziten Kausalverknüpfungen, von denen die Aufstellungssemantik durchzogen ist. Groth kritisiert hier, dass die meisten Aufsteller nicht die Kausalität infrage stellen, sondern nur darauf verweisen, dass es noch keine Erklärung für die Wirkmechanismen deren Aufdeckung gebe (2004, S. 174). Nicht oft genug kann daher betont werden, dass wir dringend nahelegen, Aufstellungen zwar zu verwenden, dies jedoch in einem experimentellen, hypothesengenerierenden Sinn und ohne den Rückgriff auf vereinfachende Kausalitätsschemata.

*Ursprungsordnung und Anmaßung*
In sozialen Systemen zumindest im westlichen Kulturkreis scheint eine Form von Ordnung eine bestimmte Wirkung auf die Systemmitglieder auszuüben, Hellinger nannte sie die »Ursprungsordnung« (Weber 1993). Diese richtet sich nach dem Zeitpunkt des Eintritts in ein System: Ein Systemmitglied, das früher Mitglied des Systems wurde, hat einen höheren »Rang« als eines, das später gekommen ist, Verdrehungen können mit Problemen einhergehen. Diese Dynamik scheint nicht nur in Familien wirksam zu sein. Auch in Organisationen kann es an den Punkten zu Störungen kommen, wo die später gekommenen Personen den länger im System Lebenden ihre Achtung und ihren Respekt verweigern. Bei der Suche nach einem Lösungsbild können also die Stellvertreter im Sinne der Ursprungsordnung umgestellt werden (natürlich nicht schematisch, sondern prozessangemessen) und es kann sich ein »gutes Bild« zeigen. Diese Bilder können dann durch Lösungssätze unterstützt werden, in denen die betreffenden Personen die Anerkennung der Position des Gegenübers zum

Ausdruck bringen (»Ich bin das Kind, du bist die Mutter!«, »Ich gebe dir die Ehre!«, »Du bist vor mir da gewesen, ich kam nach dir!«).

**Beispiel**

Der Leiter einer Beratungseinrichtung, die von einem Trägerverein betrieben wird, berichtet, dass er in einer schwierigen Lage stehe: Er ist seit etwa $^1/_2$ Jahr im Amt, seine engste Mitarbeiterin sei gleichzeitig Vorsitzende des Trägervereins, den sie vor Jahren mit ihrem Mann gegründet habe und somit auch seine Vorgesetzte. Sie habe ihren Mann als Geschäftsführer eingesetzt, den er überhaupt nicht akzeptiere, denn diese Position sei laut Satzung gar nicht vorgesehen. Er überlege entweder eine »Palastrevolution« zu veranstalten und den Geschäftsführer gerichtlich zu zwingen, seinen Platz zu räumen, oder zu kündigen. Doch ist er sehr interessiert an einer Aufstellung, die ihm einen »guten Platz« zeigen könne. Er wird aufgefordert, das recht große Team der Ursprungsordnung gemäß aufzubauen. Beginnend mit der Vorsitzenden stellt er die Mitglieder von rechts nach links nacheinander in einen Halbkreis, er selbst steht an vorletzter Stelle. Gefragt, ob er zu einem »schweren Schritt« bereit sei, bejaht er. Nun wird er aufgefordert, sich vor den einzelnen Mitgliedern des Systems zu verneigen und zwar der Zahl der Jahre, die diese vor ihm da sind, entsprechend. Er lässt sich auf den Prozess ein, verneigt sich lange vor der Gründerin, geht dann zu deren Mann, dem er nur ein Kopfnicken schenkt. Der Berater erinnert ihn an den »Vertrag«: Er hat zugesagt, sich auf etwas Schweres einzulassen – er ist bereit, es zu versuchen. So steht er dann auch lange vor dem Stellvertreter des Mannes der Gründerin, ehe er sich auch vor diesem verneigt. Nachdem er die Runde gemacht hat, schlägt der Berater vor, sich in die Mitte des Halbkreises zu stellen und als Lösungssatz zu sagen: »Mit all dem Respekt, den ich vor Euch als denen habe, die vor mir gekommen sind, nehme ich jetzt meine Position als Leitungskraft und Vorgesetzter ein!« Zum Abschluss dieses hier sehr gerafften Prozesses (der etwas mehr als 1 Stunde in Anspruch nahm), berichtet der Kollege von einer deutlich reduzierten Spannung gegenüber den Personen in der Organisation, die sich auch mehrere Wochen später in einem gelasseneren Verhältnis zu ihnen äußerte. Er fühle sich klarer, habe ein deutlicheres Bewusstsein seines eigenen »Platzes«, die Kämpfe mit dem Geschäftsführer haben aufgehört.

*Ausschluss, Zugehörigkeit und Bindungsliebe*

Die Zugehörigkeit zu einem Familiensystem ist für jeden Menschen unabdingbar. Es ist daher eine Form der Anmaßung, wenn eine Person aus dem System ausgeschlossen und dadurch nicht gewürdigt wird, aus welchem Grund auch immer. In der Aufstellungsarbeit wird daher meist nach möglicherweise ausgeblendeten Personen gefragt, zum Beispiel nach früheren Partnern der Eltern oder verstorbenen Kinder, diese werden meist mit aufgestellt. Auch wenn es in Organisationen zu schuldhaften und ungerechtfertigten Ausschlüssen (durch Intrigen oder durch Übergehen in der Erbfolge) kommt, ist diese Dynamik eine, die in der Aufstellung berücksichtigt wird. Im Zweifelsfall kann der Betroffene mit aufgestellt werden. Wenn eine Figur im System ausgeklammert wurde, kann es dazu kommen, dass ein Späterer im System sich unbewusst mit dem nicht Gewürdigten identifiziert und für ihn oder sie eine Bürde trägt, manchmal verschlüsselt in eine Symptomatik. Die Grundlage dieser Dynamik ist dabei die Liebe und Bindung des Kindes an sein System (»Schicksalsbindung«), und doch ist das Opfer vergebens, da es einen Lösungsversuch an der falschen Stelle bedeutet. Man kann nichts für einen anderen lösen. Als heilend wird es hier erlebt, den Ausgeschlossenen anzuschauen, zu würdigen und ihm »einen Platz im Herzen« zu geben. Derjenige, der in diesem Prozess ein Gefühl übernommen hat, kann es in einem Ritual wieder an den bis dato ausgeschlossenen Stellvertreter zurückgeben.

*Ausgleich von Geben und Nehmen*

Das Schlüsselwort für die Suche nach Lösungsdynamiken ist der Ausgleich von Geben und Nehmen. Schuld und Unschuld in Systemen hängen eng damit zusammen. Der Geber im System ist dabei meist in einer scheinbar vorteilhafteren Position, seine Position ist die Unschuld. Wer nimmt, macht sich schuldig. Manchmal versuchen Menschen, dieser Dynamik auszuweichen und »unschuldig« durchs Leben zu gehen, sie vermeiden auf diese Weise, am sozialen Austausch teilzuhaben. Die Weigerung zu nehmen, oft mit Depression verbunden, versteckt sich hinter vielen Begründungen: Es sei nicht das Richtige, es sei zu wenig und Ähnliches. Da, wo es möglich wird, zu nehmen (vor allem von den Eltern), erfahren die Betreffenden oft eine enorme Zufuhr an Energie und Kraft. Ähnlich verhält es sich mit der Idee, es könne möglich sein, nur als Gebender durchs Leben zu gehen (Helfer-Ideal). Auch diese Vorstellung wird als beziehungsfeindlich beschrieben. Der Ausgleich im System, ein ständiges Geben und Nehmen, geht mit der Erkenntnis einher, dass es unmöglich ist, unschuldig durch das Leben zu gehen, und dass es manchmal keine andere Möglichkeit gibt, Ausgleich herzustellen, als zu danken.

## 6.4 Strukturaufstellungen am Beispiel der Tetralemmaaufstellung

Eine interessante Variante der Aufstellungsarbeit, die viele der geschilderten möglichen »Fallgruben« vermeidet, ist die von Varga-von Kibéd / Sparrer (2000) vorgestellte Form der Strukturaufstellungen. Hier wird versucht, ganz von Inhalten abzusehen und nur Strukturen aufzustellen. Die Frage, wie diese dann inhaltlich ausgefüllt werden, liegt in der Hand des/der Ratsuchenden. Daher kommt diese Arbeit einem klassischen systemischen Vorgehen wieder näher. Das »Tetralemma« zum Beispiel ist eine Form der Aufstellung, die darauf abzielt, eine Erstarrung im Denken in Dilemma-Situationen zu überwinden (s. a. Groth 2005). Wie schon der Name vorgibt, lassen sich im Tetralemma vier Positionen beschreiben. Die für einen Ambivalenzkonflikt kennzeichnenden beiden gegensätzlichen Positionen »das Eine« oder »das Andere« werden um zwei weitere Positionen erweitert: »Beides« und »Keines von beiden«. Sie werden später noch um eine fünfte ergänzt, die außerhalb des Rahmens steht. Die Aufstellung erfolgt in einer Gruppe durch Stellvertreter, in der Einzelberatung können aber auch Figuren aufgestellt werden. Es mag schwierig sein, sich den Prozess beim Lesen vorzustellen, doch kommt es in dieser Art der Arbeit oft zu erstaunlichen Phänomenen und zumindest zu der emotionalen Vorbereitung von Lösungen, die Ratsuchende als hilfreich erleben. Es empfiehlt sich, mit dieser Struktur im Rahmen einer Kleingruppe zu experimentieren (am besten dann mit Figuren oder Symbolen). Sie ist weniger gefährlich als die Familienaufstellung, braucht aber genau wie diese das Gespräch, den Austausch und das Spiel mit unterschiedlichen Plätzen, nachdem die Aufstellung vorgenommen worden ist. Die fünf Positionen sind wie folgt bezeichnet, sie werden vom Ratsuchenden wie in der Aufstellung nacheinander in ein Bild im Raum gestellt:

- Der Fokus: Zunächst wird ein Stellvertreter für die eigene Person im Raum platziert, also der oder diejenige, der sich im Konflikt befindet und nach einer Lösung sucht.
- Position 1: »Das Eine« ist die eine Seite des Ambivalenzkonflikts, die, die derzeit ein wenig näher liegt.
- Position 2: »Das Andere« kommt als Gegenposition ins Spiel, es ist die andere Seite, hier die, die vielleicht gerade im Moment ein wenig weiter weg ist als »das Eine«.
- Position 3: »Beides« ist die Position, in der bisher nicht gesehene Vereinbarkeiten ausprobiert werden. Dies kann auf vielfältige Art und

Weise geschehen, etwa durch Kompromisse, mit denen die Verbindung beider Gegensätze gelingt, durch abwechselndes Einnehmen beider Positionen oder indem der Respekt und die Achtung für den anderen Pol in die Entscheidung für den einen Pol hineingenommen wird.
- Position 4: »Keines von beiden« führt in Distanz zu dem Konflikt. Sie kann den Blick erweitern für die Frage, wofür der Konflikt bislang gestanden hat: Was wird vielleicht an Aufgaben erkennbar, wenn es nicht ständig um die Oszillation zwischen A oder B geht?
- Interessant wird diese Art von Aufstellung dann durch die Hineinnahme der fünften Position, die den gesamten Kontext – und sich selbst – infrage stellt: »Nichts von alledem – und auch das nicht!« Der Stellvertreter, der diese Position übernimmt, darf sich im Gegensatz zu den anderen ohne Aufforderung bewegen und hat vom ersten Moment an die Aufgabe, sich ausschließlich um sein Wohlergehen zu kümmern.

Auch hier geht es letztlich um das Finden eines »guten Bildes«. Der / die BeraterIn sucht gemeinsam mit den StellvertreterInnen und dem / der Ratsuchenden nach einer Form von Gleichgewicht. Auch hier ist die Frage immer danach, wie sich die Darsteller fühlen, ob es ihnen an dem einen Platz »besser« oder »schlechter« geht. Nicht selten endet die Strukturaufstellung mit einem Bild, bei dem man sich fragen kann, welche Verhaltenskonsequenz denn nun daraus folgen solle, weil die »Lösung« so wenig eindeutig zu sein scheint. Und doch beschreiben Betroffene nicht selten, dass sich in ihrem Erleben der Konfliktsituation etwas verändert hat, sie optimistischer darauf schauen und »das Gefühl haben«, der Lösung einen Schritt näher gekommen zu sein.

## Literatur zum Weiterlesen

**Schindler**, H. / Schlippe, A. von (Hg., 2005). Anwendungsfelder systemischer Praxis – ein Handbuch. Dortmund: Modernes Lernen

**Weber**, G. (2000). Praxis der Organisationsaufstellungen – Grundlagen, Prinzipien, Anwendungsbereiche. Heidelberg: Carl Auer

# 7

## Reframing: »Stroh zu Gold spinnen«

*Die Art, wie wir über ein Problem sprechen, bestimmt die Qualität eines Problems, ja ob es überhaupt ein Problem »ist« oder nicht. Unsere Beschreibungen des Problems sind nicht harmlose »Abbilder«, sondern sie greifen in das Beschriebene ein.*

Zitat

*Namen, Etiketten und diagnostische Begriffe sind nicht einfach nur unschuldige Bezeichnungen, die auf bestimmte Probleme angewandt werden. Sie sind auch eine Codesprache für die zugrundeliegenden Glaubenssätze und Vermutungen über die Natur des Problems. Die meisten Bezeichnungen, selbst diejenigen, die eigentlich rein beschreibender Natur und völlig frei von impliziten Erklärungen sein sollten, … können mit Vorurteilen über Ursachen und Behandlung der Probleme befrachtet sein. (Furman / Ahola 1997, S. 81f.).*

Das Reframing, auch Umdeutung, ist eine wichtige Grundlage systemischer Praxis – und kommt eher einer Haltung nahe, als dass es sich um eine Intervention handelt (von Schlippe / Schweitzer 1996, S. 177f.). Es geht dabei nicht darum, auf Biegen und Brechen positive Beschreibungen zu finden, vielmehr geht es um die Bereitschaft, die im Gespräch entstehenden Inhalte und Beschreibungen immer wieder zu hinterfragen, immer wieder in einem anderen Licht wahrzunehmen. Es ist also weniger eine Technik als vielmehr eine Form, kontinuierlich eine systemische Weltsicht zu vermitteln: Wenn wir Realität gemeinsam miteinander erzeugen und der Sinngehalt der wahrgenommenen Realität von der eingenommenen Perspektive abhängt, dann kann man einem Geschehen dadurch einen anderen Sinn geben, dass es in einen anderen Rahmen gestellt wird. Dieselbe Geschichte kann ihren Sinn ändern, wenn man sie in einem anderen Licht erzählt und das Finden konstruktiver Narrative ist »das Kerngeschäft« systemischer Praxis (s. Omer / Alon 1997). Das Reframing kann hier ein hilfreiches Instrument sein, jedoch nicht als simple »Technik«.

Bateson (1981) hat wiederholt darauf hingewiesen, dass die Bedeutung einer Information von sogenannten »Kontextmarkierungen« abhängt, von Kennzeichen, die zeigen, wie eine Intervention zu verstehen ist. Eine Kontextmarkierung ist also ein Weg, über den Lebewesen den sozialen Sinn ihrer Kommunikation herstellen: Eine Aussage wie »Jetzt mache ich dich fertig!« gewinnt ihre Bedeutung aus dem Kontext, in dem sie steht – in einer düsteren Hafenkneipe von einem angetrunkenen Wüterich mit der entsprechenden Betonung gesagt, bedeutet diese Aussage etwas ganz anderes als lachend beim Schachspiel. Dieser soziale Sinn, der Rahmen (Frame) bestimmt, wie eine Äußerung zu verstehen ist. Ein veränderter Rahmen kann die komplette Bedeutung einer Kommunikation verändern. Jedem guten Witz dürfte ein Reframing zugrundeliegen.

In der systemischen Beratung kann ein Reframing verblüffen und manchmal auch erheitern. Dem Rahmen, in dem der Klient bzw. die Familie ein Ereignis wahrnimmt, wird ein anderer Rahmen gegenüber gesetzt. Das bedeutet, dass die / der BeraterIn sich bei jeder Klage oder Beschwerde fragen kann, welche Form der Beschreibung sich finden lässt, innerhalb derer mehr Bewegungsspielraum besteht als vorher.

Die Ansicht, dass eine traumatische Erfahrung in der Vergangenheit die Quelle von Leid und Schmerz in der Gegenwart ist, ist nicht »falsch«, doch sie ist eine, die den Spielraum eines Menschen eher begrenzt, er

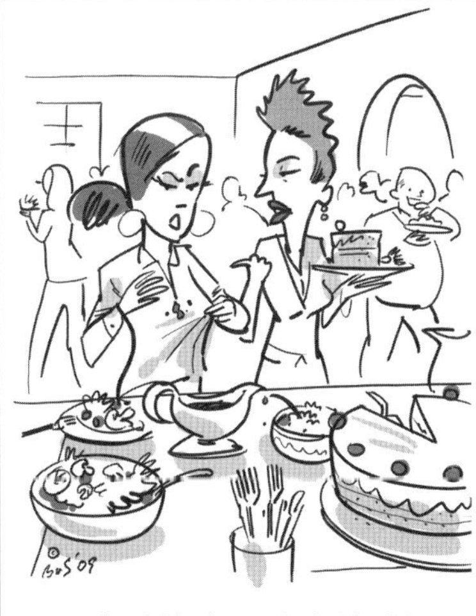

»Guck mal, ich sehe aus wie ein Schwein!«
»Ja, und jetzt hast du dich da auch noch bekleckert!«

**Abb. 6:** Ich sehe aus wie ein Schwein ... (Björn von Schlippe)

oder sie beschreibt sich in seinen Möglichkeiten begrenzt und eingeengt. Dass Prüfungen der Vergangenheit wertvolle Lernerfahrungen sein können, die eine besondere Form von Reife mit sich bringen, ist eine ganz andere Beschreibung dieser Erfahrung – und eben eine, die mehr Optionen öffnet.

Es lassen sich verschiedene Formen von Reframing unterscheiden, sie sind nicht immer ganz klar voneinander abgrenzbar – und die Auflistung sollte ebenso wenig wie die nachfolgende Übung dazu verleiten, den Technikaspekt zu sehr im Vordergrund zu sehen.

*Bedeutungsreframing*

Eine Möglichkeit besteht darin, die Bedeutung, die einem beklagten Verhalten zugemessen wird, zu verändern: Welche mögliche andere Bedeutung kann vielleicht das Licht, in dem die Geschichte erzählt wird, verändern und diese somit ebenfalls?

**Beispiel**

In einem Gespräch klagt der Vater über seine beiden Töchter: »Ich finde es unerträglich, sie haben ständig Streit! Die Türen knallen und wie die miteinander reden, furchtbar!« – »Wie war das bei Ihnen zu Hause?« – »Oh, da gab es das nicht. Mein Vater war so streng, er hat uns hart geschlagen, mein Bruder und ich mussten uns verbünden und fest zusammenstehen! Darum finde ich das ja auch so schlimm, dass die beiden so anders sind.« – »Sie waren damals also so eine Art Notgemeinschaft. Sind Sie denn auch so streng?« – »Nein, ich weiß, wie es ist, geschlagen zu werden und darum habe ich mir geschworen, meine Kinder nie zu schlagen und das habe ich auch geschafft.« – »Dann könnte man ja fast sagen, dass es ein ›Kompliment‹ ist, wenn Ihre Töchter sich ständig streiten. Sie zeigen, dass sie jedenfalls keine Notgemeinschaft bilden müssen, sondern dass sie in Ruhe lernen können, wie man harte Auseinandersetzungen führt.« Der Gesichtsausdruck des Vaters »kippt um« in Verblüffung: »So habe ich das noch nie gesehen – ja, stimmt, es ist ein Kompliment an mich, ein Kompliment!«

*Kontextreframing*

Hier kann man fragen, welcher Kontext denkbar wäre, unter dem das Problem sinnvoll wäre, ja vielleicht sogar die beste Lösung darstellen würde. Wenn man die zwischenmenschliche Wirklichkeit unter dem Gesichtspunkt ansieht, dass es nur Fähigkeiten gibt, dann ergeben sich Probleme manchmal daraus, dass Kontext und Fähigkeit nicht optimal zueinander passen.

Ein aggressiver Kollege etwa dürfte in einer schwierigen Auseinandersetzung keine Probleme damit haben sich durchzusetzen, im Gegenteil, da könnte seine Aggressivität sogar ausgesprochen nützlich sein.

*Inhaltsreframing*
Hier wird versucht, das beklagte Verhalten und die dahinter liegende »gute Absicht« zu trennen. Auch für ein schwieriges Verhalten kann eine Perspektive gefunden werden, unter der es einen Sinn ergibt, und sei es, indem es für eine Person oder für ein soziales System etwas gewährleistet.

Arbeitsstörungen können als Form gesehen werden, sich Pausen zu verschaffen und Abstand vom Leistungsdruck zu gewinnen. Gibt es vielleicht andere Möglichkeiten, Pausen und Abstand zu gewährleisten?

Im Reframing spiegelt sich eine Haltung der »systemischen Beschreibung der Welt« wieder, der konsequente Versuch, in eine neue Tradition von Beschreibungen einzutreten, eine Tradition, die sich aus der Faszination am Defizit löst, den Blick auf Chancen und Möglichkeiten richtet und nach den »Geschichten unter der erzählten Geschichte« sucht: Menschen, die ein schweres Schicksal leben und gelernt haben, es zu gestalten, verfügen über einen viel größeren Erfahrungsschatz als andere – und mit einer solchen Beschreibung kann das Gefühl, zu ewigem Leid verurteilt zu sein, sich wandeln zum Bewusstsein einer besonderen Kraft und Reife: »Würden Sie sagen, dass Sie durch die schwierigen Erfahrungen stärker oder schwächer geworden sind?« Oft, nicht immer, bekommt man hier eine positive Antwort, die hilft, den Blick auf die besonderen Qualitäten zu lenken, die in der erworbenen Erfahrung liegt.

Ein Reframing sollte einen prägnanten Unterschied zu der bisherigen Wirklichkeitssicht herstellen. Es sollte beim Gegenüber einen Zweifel wachrufen über das, was er oder sie »in Wirklichkeit« tut. Unseres Erachtens ist die wichtigste Funktion eines Reframings die »Verstörung« der bisherigen Sicht der Dinge. Wenn »alles auch anders sein« könnte, anders gesehen werden könnte, ist schon viel dafür getan, dass die Dinge nicht mehr so festgefahren und rigide erlebt werden wie bisher. Furman / Ahola (1995, S. 116) schlagen vor, Ratsuchende auf der Suche nach Erklärungen zu fragen, was die unwahrscheinlichste und abstruseste Erklärung für ein Problem sei, die ihnen einfalle, um mit ihnen das »Querdenken« zu üben. Eine ausführliche Beschreibung findet sich auch bei Watzlawick et al. (1974, S. 118ff.) und bei Bandler / Grinder (1985). Reframing ist ein vorwiegend sprachliches Instrument und es wird es nicht immer leicht sein, zu einem guten Reframing zu finden – manchmal besteht die ganze Beratung genau darin: danach zu suchen.

**Beispiel**

Eine Frau kam in Therapie, nachdem sie 18 Jahre lang unter bulimischen Symptomen gelitten hatte (bis zu dreimal tägliche Anfälle). In der Therapie ließ sich herausarbeiten, dass die Symptomatik besonders dann auftrat, wenn sie sich in Situationen befand, in denen es eigentlich ihr Bedürfnis gewesen wäre, »nein« zu sagen, sie aber stattdessen »ja« sagte. So fand sie eine neue Beschreibung der Störung unter dem Gesichtspunkt des Lösungsversuches: »Es ist mein kreativer Weg zwischen ja und nein.« Diese Beschreibung wurde von der Klientin sehr entlastend erlebt, sie begann zu experimentieren und neue Erfahrungen zu machen. Zum Abschluss der Therapie trat die Symptomatik immer wieder phasenweise auf, verglichen mit dem vorhergehenden Zustand jedoch deutlich verringert. Hierfür fand die Klientin die Bezeichnung »Ich bin noch einmal den Weg des Symptoms gegangen« oder »Manchmal brauche ich es halt noch!« Diese Beschreibungen waren auch in der 5-Jahreskatamnese stabil und wurden von der Klientin als hilfreich erlebt, die gelegentliche »Einladung ans Symptom zur Rückkehr« mache ihr nichts aus.

*Reframing trainieren*
Versuchen Sie, für jede der Klagen verschiedene Varianten von Reframings zu finden. Anschließend können Sie Ihre Überlegungen mit den angefügten Anregungen vergleichen. Bedenken Sie dabei, dass es keine »richtigen« Lösungen gibt. »Richtig« und »falsch« ergibt sich immer aus dem konkreten Kontext. Ein Reframing kann in der einen Situation »richtig« sein, weil es gut passt und zu einer Sichtweisenänderung anregt und in der anderen »falsch«, weil es vielleicht verärgert oder einfach nicht verfängt.

1. Das Bedeutungsreframing verleiht dem beklagten Problem einen anderen Sinn (Beispiel: Streit kann auch als Intensität der Beziehung gesehen werden).
2. Das Kontextreframing versucht einen Kontext zu finden, in dem das beklagte Verhalten sinnvoll sein könnte (Beispiel: Wenn es darum geht, dass die Positionen der beiden Partner deutlich werden, ist Streit eine Qualität).
3. Das Inhaltsreframing versucht das Problem und die dahinter liegende »gute Absicht« zu trennen (Beispiel: Streit ist ein Versuch, eine gute Partnerschaft zu erreichen – vielleicht lässt sich dies noch auf einem anderen Wege schaffen).

Es gibt zum einen keine richtigen Lösungen, zum anderen gehen die Formen des Reframings ineinander über, es kann also eine Aussage mit einiger Berechtigung evtl. auch in einer anderen Zeile stehen. Schließlich:

Es geht hier nur um die *Form der Antwort*, einige dieser Aussagen sollte man nicht tatsächlich in der Beratung einsetzen!

*Klage: »Ich kann mich nicht konzentrieren!«*
Bedeutungsreframing: Etwas anderes ist Ihnen wichtiger, Sie scheinen ein sehr vielseitiger Mensch zu sein, Sie sind offen für viele Dinge.
Kontextreframing: Sie sind in der Lage, flexibel auf Neues zu reagieren – wenn z.B. jemand sie rufen würde, reagieren sie sofort.
Inhaltsreframing: Es wird Ihnen nie langweilig – wie könnten Sie es schaffen, auf andere Weise für Abwechslung zu sorgen, wenn Sie lernen – z.B. durch laute Musik?

*Klage: »Mein Mann geht ständig fremd!«*
Bedeutungsreframing: Er muss Sie sehr lieben, dass er immer wieder zu Ihnen zurückkommt; Sie haben offenbar einen sehr attraktiven Mann.
Kontextreframing: Sie bräuchten dann mit einem Liebhaber ihrerseits auch kein schlechtes Gewissen zu haben.
Inhaltsreframing: Er sorgt offenbar dafür, dass es in Ihrer Ehe nicht langweilig wird, wäre es eine Idee, dass wir gemeinsam zu dritt danach suchen, welche anderen, weniger schmerzlichen Wege es dafür gibt?

*Klage: »Ich habe dieses schreckliche Asthma!«*
Bedeutungsreframing: Ihr Asthma signalisiert Ihnen sehr deutlich und kompromisslos, was Ihnen nicht gut tut; sie werden viel umsorgt.
Kontextreframing: Im kritischen Fall könnten Sie nie gezwungen werden, etwas mit Hektik anzugehen.
Inhaltsreframing: Es bietet Ihnen einen Grund, eine Auszeit zu nehmen – doch ist der Preis dafür sehr hoch. Es ermöglicht Ihnen, ein anderes Verhältnis zu Gesundheit zu erlangen, ein Bewusstsein dafür, wie viel diese wert ist.

*Klage: »Mein Mitarbeiter hat schon wieder totalen Streit mit den anderen!«*
Bedeutungsreframing: Er geht offenbar sehr intensiv in Kontakt mit den anderen, sorgt für klare Grenzen.
Kontextreframing: Wenn es um klare und eindeutige Aussagen geht, brauchen Sie keine Sorge zu haben, dass Sie nicht wüssten, wo er steht!
Inhaltsreframing: Er zeigt den anderen, dass er nicht alles mit sich machen lässt. Vielleicht gibt es Wege, die weniger belastend sind?

*Klage: »Wir haben schon seit drei Jahren nicht mehr zusammen geschlafen!«*
Bedeutungsreframing: Sie nehmen sich viel Zeit für andere Dinge; die Liebe muss sehr groß sein, dass Sie dennoch zusammenbleiben; Rücksichtnahme auf Lustlosigkeit des einen Partners.
Kontextreframing: Sie brauchen sich nicht um Verhütung zu kümmern!
Inhaltsreframing: Sie klammern ein Feld, in dem es viel Streitigkeiten geben kann, aus und sorgen so für Ruhe in der Beziehung.

*Klage: »Ich muss dauernd die Fehler meiner Kollegin ausbügeln!«*
Bedeutungsreframing: Da wird deutlich, wie fehlerfrei sie selbst in diesem Metier arbeiten
Kontextreframing: Bei der nächsten Rationalisierungswelle ist Ihr Arbeitsplatz wahrscheinlich erheblich sicherer als der dieser Kollegin.
Inhaltsreframing: Sie müssen sich Ihrer Kollegin sehr verbunden fühlen, um dies immer wieder zu tun.

*Klage: »Ich kann mich nicht zwischen den beiden Frauen (Männern) entscheiden!«*
Bedeutungsreframing: Es interessieren sich gleich zwei für Sie!
Kontextreframing: Also bei den Mormonen hätten Sie jedenfalls kein Problem!
Inhaltsreframing: Sie geben beiden die Möglichkeit, um Sie zu kämpfen und Ihnen zu zeigen, wie wichtig Sie sind.

*Klage: »Meine Chefin ist einfach zu kleinlich!«*
Bedeutungsreframing: Sie ist sehr genau.
Kontextreframing: Wenn es einmal um eine Steuerprüfung geht, brauchen Sie im Betrieb keine Angst zu haben.
Inhaltsreframing: Sie scheint für sehr viel Intensität im Team zu sorgen und viele mögliche Konflikte auf sich zu ziehen.

## Literatur zum Weiterlesen

**Furman**, B. / Ahola, T. (1995). Die Zukunft ist das Land, das niemandem gehört. Probleme lösen im Gespräch. Stuttgart: Klett-Cotta

**Watzlawick**, P. / Weakland, J. / Fisch, R. (1974). Lösungen. Stuttgart: Huber

8

# Reflektierendes Team und Reflektierende Positionen

*Der Ansatz des Reflektierenden Teams versucht, mit Rat suchenden Systemen in »hilfreiche Konversationen« einzutreten und so einen Kontext von Kooperation zu eröffnen, ein Feld, in dem alle Beteiligten ihre Perspektiven, Anregungen und Lösungsideen zusammentragen. Auf der Basis der prinzipiellen Gleichberechtigung aller in den Prozess Einbezogenen wird dabei versucht, Komplexität anzubieten, aus der sich das Rat suchende System gemäß Bedürfnislage und Struktur bedient.*

## 8.1 Historie und Arbeitsweise

Im Jahr 1990 erschien das erste deutschsprachige Buch über das Reflecting Team (RT), eine Art des systemischen Arbeitens, die seitdem eng mit dem Namen von Tom Andersen verbunden ist. Zentrale Überlegungen zur Rolle narrativer Ansätze in der systemischen Therapie werden hier methodisch interessant umgesetzt. Es geht dabei nicht um eine spezifische Methode, sondern um Schritte in Richtung einer neuen »Kultur« systemischer Therapie, die sich von der Idee der zielbewussten und manipulativen Intervention (»zum Wohle der Klienten«) fortentwickelt.

Für diese Diskussion um eine veränderte Kultur systemischer Therapie ist der Begriff des narrativen Ansatzes zentral. Dabei wird verschiedentlich auch die Frage gestellt, ob Systemtheorie überhaupt nötig und angemessen sei, um lebende, vor allem soziale Systeme zu modellieren. Stattdessen wird vorgeschlagen, eher auf die Art und Weise der *Erzählungen*, der Geschichten und »Narrationen« zu achten, über die in sozialen Systemen Sinn konstituiert wird. Sprache wird dabei als notwendige Vorbedingung für unsere Erfahrung von Wirklichkeit gesehen, doch die konkreten Bedeutungen entstehen auf einer anderen Ebene, nämlich in Form von Geschichten. Menschliches Leben findet nicht abstrakt in Sprache, sondern *in einer Welt von gemeinsam geteilten und mitgeteilten Bedeutungen* statt, d.h. in ständiger Konversation, im Gespräch und im

Erzählen von Geschichten, durch das wir unsere Wirklichkeit stabil halten und uns unsere Identitäten wechselseitig bestätigen. Alles, was wir denken und über uns selbst wissen, ist aus den Erzählungen, den Plots (Handlungsstrukturen), entwickelt, derer wir uns bedienen. Jerome Bruner hat betont, dass dem Gedächtnis alles verloren geht, was nicht narrativ strukturiert ist (1997): »... das organisierende Prinzip der Alltagspsychologie (ist) narrativer und nicht logischer oder kategorialer Art« (S. 60). Und die Geschichten haben so, wie sie erzählt werden, eine gewaltige Kraft für die Gestaltung von Wirklichkeit: »Welchen Geschichten erlaubst du, dein Leben zu regieren – und wer könntest du sein, wenn du ihnen weniger Macht einräumen würdest?« fragt Michael White (z.B. 1992) und lädt damit zu einer Art Gegenkonversation zu kulturell vorgegebenen Beschreibungen ein, sucht die »Geschichte hinter der Geschichte«, die von der dominanten Erzählung verdrängt wird.

Diese Perspektive bedeutet die Anerkennung einer alten (aber vielleicht ein wenig verschütteten) Weisheit, die für uns in Romanen und in der Literatur meist selbstverständlich gegenwärtig ist, dass nämlich Wirklichkeit auf unterschiedliche Weise beschreibbar ist, dass es viele Erzählperspektiven braucht, um eine Geschichte zu erzählen und dass nicht eine davon richtig, die andere falsch ist, sondern dass gerade die *Vielfalt* von Gesichtspunkten ermöglicht, komplexe Ereignisse angemessen wahrzunehmen und sie nicht auf eine einzige Struktur oder eine einzige Theorie zu reduzieren. Die Arbeit mit dem Reflektierenden Team (RT) ist somit noch ein relativ junges Konzept systemischer Therapie. Im Sinn der anfänglich beschriebenen Prämissen des systemischen Ansatzes geht das Modell davon aus, dass es die aktiv aufrechterhaltene *Vielfalt* der Erzählperspektiven ist, die für komplexe Ereignisfolgen angemessen ist, die nicht auf eine einzige Erklärung zu reduzieren sind. So wird versucht, mit Rat suchenden Systemen in hilfreiche Konversationen einzutreten und einen Kontext von Kooperation zu eröffnen – ein Feld, in dem alle Beteiligten ihre Perspektiven, Anregungen und Lösungsideen gleichberechtigt nebeneinander stellen.

## 8.2 Grundstruktur der RT-Arbeit

Die Grundstruktur besteht darin, dass zwischen einem Beratungssystem – Familie (Team, Paar o.ä.) mit dem / der BeraterIn – und einem beobachtenden System mit meist zwei bis vier Beobachtern, eine räumliche Trennung hergestellt und aufrechterhalten wird. Die unterschiedlichen

Positionen im Raum ermöglichen unterschiedliche Perspektiven, diese begünstigen unterschiedliche Beschreibungen, die unterschiedliche Bedeutungen erzeugen können usw. (Hargens / von Schlippe 1998).

Das Gespräch beginnt immer im therapeutischen System, in dem der Berater versucht, über sog. *»angemessen ungewöhnliche«* Fragen (Andersen 1990, S. 46ff.) Informationen zu generieren und jedem Mitglied die Möglichkeit zu geben, gehört zu werden oder zuzuhören. In der klassischen Form des RT, wie es von Tom Andersen vorgestellt wurde, ist der/die TherapeutIn sehr abstinent und enthält sich jeglicher Intervention. Seine/ihre Aufgabe ist es nur, Informationen zu generieren. Nach etwa 30-40 Minuten wird die Sitzung für eine Reflexionsphase unterbrochen, in der das Team in Anwesenheit des therapeutischen Systems über die Sitzung reflektiert, ohne dass sich dessen Mitglieder am Gespräch beteiligen. Alle, d.h. auch der/die TherapeutIn gehen in die Position des Zuhörens. Das Team spricht so über die Sitzung, dass die Form dieser Reflexionen leicht eine Distanzierung von den geäußerten Inhalten für die Betroffenen ermöglicht.

Das Rat suchende System kann auf diese Weise die entwickelten Ideen und Lösungsentwürfe anhören, ohne sich gezwungen zu fühlen oder aufgefordert zu werden, sofort dazu Stellung zu beziehen. Man kann sich das so vorstellen, als ob man an einer geöffneten Tür vorbeigeht und den eigenen Namen hört: Es ist viel interessanter, stehen zu bleiben und zuzuhören, als hineinzugehen und »mitzumischen«.

*Leitlinien für das RT*

- Alles, was gesagt wird, sollte aus einer wertschätzenden Perspektive heraus gesagt werden, Entwertungen passen nicht zum Denkmodell des RT.
- Es wird eher vorsichtig, suchend, »konjunktivisch« (»es könnte sein...«) gesprochen als festlegend und diagnostizierend. Es geht nicht darum, die eine »richtige« Erklärung zu finden, vielmehr ist es die aktiv aufrechterhaltene Vielfalt, die dem Rat suchenden System helfen kann, zu sehen, dass mehrere Perspektiven gültig sein und nebeneinander existieren können.
- Daraus folgt, dass abweichende Meinungen im RT nicht als Infragestellung der eigenen Position gesehen, sondern als Möglichkeiten und Anregungen begrüßt werden, weiter nachzudenken, um jeweils neue, integrierende Perspektiven zu finden. Auf diese Weise wird Konkurrenz (Wer hat die beste – oder die eine richtige – Idee?) vermieden. Vielmehr wird *Perspektivenvielfalt* im Sinne eines Angebotes angestrebt.

- Die Reflexionen sollten nicht zu viel Zeit in Anspruch nehmen (ca. 5-10 Minuten) und nicht durch zu viele Ideen verwirren. Anschließend sorgt der Berater dafür, dass jede/r aus dem therapeutischen System etwas über die Reflexionen sagen kann, sofern er oder sie dies möchte.

Anschließend wird das Gespräch wieder aufgenommen, der / die BeraterIn sorgt dafür, dass jeder etwas über die Reflexion sagen kann, der Fokus sollte dabei mehr auf dem Neuen liegen (»Gab es etwas, was bei Ihnen angeregt wurde? Sind Sie auf neue Zusammenhänge gekommen?«), weniger auf der Korrektur von Aussagen aus dem RT. Meist gibt es dann kurz vor Schluss eine weitere Reflexionsrunde (selten eine dritte), das Gespräch wird abgeschlossen, wenn jeder aus der Familie die Möglichkeit hatte, zu der Reflexion noch einmal Stellung zu beziehen.

## 8.3 Reflektierende Positionen in der Teamberatung

Reflektierende Positionen lassen sich überall nutzen, auch dann, wenn kein eigentliches reflektierendes Team zur Verfügung steht. Es geht ja darum, Perspektivität einzuführen und dem Rat suchenden System zu helfen, in eine selbstreferente Position einzutreten. So verläuft der Beratungsprozess anfänglich so wie gewohnt: ein/e BeraterIn führt ein Interview und für ein bis drei Reflexionsphasen wird das Gespräch unterbrochen. Und da hier der / die BeraterIn allein einer größeren Gruppe gegenübersitzt, kann mit Reflektierenden Positionen (RP) gespielt werden. Eine Möglichkeit dies zu tun, liegt darin, die Betroffenen selbst einzuladen, in die Reflektierenden Positionen einzusteigen, sich im Raum an einen anderen Ort zu setzen und das Gespräch aus dieser neuen Perspektive zu kommentieren. Reflektierende Positionen bedeuten also hier, dass die Betroffenen selbst als Mitglieder in einem RT sitzen und ein »Gespräch über das Gespräch« zu führen. Immer wieder kann der Prozess unterbrochen werden und der / die BeraterIn wählt unterschiedliche Subgruppen, um sie in den »Adlerhorst« einzuladen, wo sozusagen »von oben« auf den Gesprächsprozess geschaut wird.

*Wann?*
Der passende Zeitpunkt für eine Unterbrechung des Gesprächsverlaufs und die Einführung und Umsetzung der RP als Modell ist u. a. von der Intuition des Augenblicks abhängig. Aus unserer Erfahrung lassen sich als gute Indikationen festhalten:

- Wenig Klarheit, aber viele Affekte im Raum.
- Mögliche »verdeckte Agenden«, also »irgendetwas ist unter dem Teppich« und
- gleichzeitig hohe Angst vor direkter Konfrontation.
- Es lassen sich deutliche Subsysteme abgrenzen, die sich jedoch normalerweise nie als solche miteinander besprechen (z.B. Männer- / Frauensubsysteme, Arbeitsgruppen, Vollzeit- / Teilzeitbeschäftigte usw.) oder
- ein längerer Gesprächsprozess ist vorausgegangen, in dem sowohl inhaltliche als auch affektive Aspekte eine Rolle gespielt haben. Hier dient der Schritt dann zum Sortieren.

*Wen mit hineinnehmen?*
Bei kleinen Teams (< 4) kann man jeweils das ganze Team in die Reflektierende Position holen. Sonst ist es interessanter, Subsysteme anzusprechen und zwar beispielsweise

- zwei Kontrahenten, die sich im Konflikt besonders attackiert haben,
- zwei bis drei der eher »Stillen«, deren Beobachtungen und Hypothesen für den Gesprächsprozess sehr förderlich sein können,
- spezifische Subsystemvertreter (s.o.): ein nur weiblich oder nur männlich besetztes Reflexionsteam.

Auf keinen Fall sollte man eine Schieflage erzeugen, indem man nur Vertreter einer Konfliktposition ins Team einlädt.

*Wie einführen?*
Natürlich ist es sehr bedeutsam, wie man die Teammitglieder einlädt und anspricht. Wir haben gute Erfahrungen damit gemacht, dass die Einladung Aspekte sowohl von Angstreduzierung als auch von Herausforderung enthält, und dass diese mit der Nutzung einer Metapher verbunden werden.

**Beispiel**

Wir haben jetzt eine ganze Zeit lang miteinander gesprochen und ich würde Ihnen gern eine Idee von mir mitteilen, die uns vielleicht helfen kann, ein wenig zu sortieren. Es ist eine sehr einfache Form, die helfen kann, neue Ideen zu bekommen – und wenn nicht, dann war es einfach ein interessantes Experiment. Haben Sie Lust, sich darauf einzulassen? Ich würde mich gern mit Ihnen und mit Ihnen zusammen jetzt in den »Adlerhorst« [neue Stelle im Raum] setzen und sozusagen von oben auf unser Gespräch schauen. Das fordert allerdings eine gewisse Disziplin, nämlich, jetzt nicht das Konfliktgespräch weiter zu führen, sondern wirklich in der Adlerperspektive zu bleiben, also über das Gespräch zu sprechen. Ich bin noch nicht ganz sicher, ob Ihnen das gelingen wird, oder ob Sie doch zu sehr von dem Konflikt gefangen genommen sind. Trauen Sie sich das zu? Falls es nicht klappen sollte, machen wir einfach weiter wie bisher.

Anschließend wird im Raum durch ein Wechseln der Stühle eine Kontextmarkierung vorgenommen: Das ist jetzt der Adlerhorst. Dieser sollte unbedingt neben der bisherigen Gesprächsgruppe platziert werden, nicht in der Mitte. Dort ist eine Reflektierende Position oft unmöglich, denn man sitzt »im Zentrum des Konflikts«. Im Adlerhorst gelten besondere Regeln: Alles, was gesagt wird, wird eher konjunktivisch gesagt, suchend, vorsichtig, als Vermutung oder Überlegung, es wird nur das Gespräch und sein Verlauf kommentiert. Es empfiehlt sich, die Personen im »Adlerhorst« aufzufordern, dabei auch über sich selbst in der dritten Person zu sprechen.

*Struktur der Arbeit mit Reflektierenden Positionen*
Wenn Teilnehmer aus dem Rat suchenden System in eine Reflektierende Position hineingehen, ergibt sich für den Supervisor / Teamentwickler die Aufgabe, den Reflektionsprozess zu moderieren und vor allem in der Prozesssteuerung darauf zu achten, dass die Teilnehmer in der »Adlerperspektive« bleiben. In unserer Praxis hat sich ein Modell bewährt, das sich über verschiedene Phasen beschreiben lässt (von Schlippe 2009b, s. auch Hansen 2007, S. 98f.).

*Phasen des Reflexionsprozesses beim Einsatz Reflektierender Positionen*

Phase I: Einladung in den »Adlerhorst«
Veränderung des Settings, Einnahme der Metaperspektive

Phase II: Stimulierung der Reflektion, Fragen an die eingeladenen Personen:

»Wofür könnte diese Struktur hier und jetzt sinnvoll und hilfreich sein?«

»Wie ist es Ihnen bisher in diesem Gespräch gegangen, wie haben Sie sich gefühlt?«

»Welche Assoziationen haben Sie, wenn Sie an den Gesprächsverlauf der letzten 20 Minuten denken? Wo sind Sie neugierig, wo stutzen Sie?«

Entsprechende Eingaben können auch von dem / der BeraterIn kommen: »Ich habe da und da gestutzt, wie ist es Ihnen da gegangen?«, auch Konfrontationen sind möglich: »Ich wundere mich über das und das, – wundern Sie sich auch? Wie kommt es, dass Sie das nicht erstaunlich finden?«

Wenn das Gespräch zur inhaltlichen Diskussion zurückgeht, immer wieder freundliche Einladung / Herausforderung, die »Adlerperspektive« beizubehalten und die Ebenen zu trennen.

Phase III: Sensibilisierung für Muster

Hier können zirkuläre Fragen gestellt werden, die die Teilnehmer anregen, die eigenen Muster zu erkennen und zu analysieren: »Was ist das Muster, ist das, was da passiert, bekannt, vertraut oder neu?«, »Wo haben Sie in dem Gespräch etwas Neues beobachtet?«, »Immer wenn ..., dann ...«. Dies kann durchaus konfrontativ geschehen: »Das habe ich beobachtet, was glauben Sie, wer sich dabei schlecht fühlt?« oder: »Mir ist aufgefallen, dass vor allem zwischen x und y (z.B. die beiden in den Adlerhorst eingeladenen Kollegen) der Konflikt eskalierte. Was denken Sie, warum lassen die beiden das zu? Was bedeutet das für das Team: Lässt das Team die beiden da einen Schaukampf veranstalten? Was haben die beiden davon, was das Team?«

Phase IV: Musterveränderung

Entsprechend können Musterveränderungsfragen gestellt werden: »Was wäre ein neues Muster, was wäre eine Veränderung? Was sind Ihre Bilder, was erfolgen müsste, dass die Veränderung funktionieren würde?«

Hier sollte jedoch immer auch die Frage gestellt werden, was zumindest im Moment noch dafür spräche, diese Muster beizubehalten.

Phase V: Mögliche Vereinbarungen in der Reflektierenden Position vorbereiten

»Was spräche dagegen, dieses neue Muster beizubehalten? Wie wollen Sie in Zukunft in einer vergleichbaren Situation agieren? Was könnte Sie hindern, dies durchzuführen? Was wäre gut zu tun, wenn Sie bemerken, dass einer von Ihnen in das alte Muster zurückfällt?«

Phase VI: Reflexion im Gesamtteam:

»Was war neu? Was wurde bei Ihnen angeregt? Was wäre besser nicht gesagt worden?«

## 8.4 Der »Besuch mit der Reflexionsliste« in der Organisationsberatung

Auf andere Weise können Besuche einer »neutralen« systemischen Beobachterin, wie wir sie in dem Projekt »Systemische Organisationsentwicklung in psychiatrischen Einrichtungen« entwickelt haben (Schweitzer et al. 2005), über die Fremdreflexionsangebote dieses Beobachters einen Selbstreflexionsprozess der Organisation anregen. Die Untersuchungsfrage dieses Projektes lautete: »Woran kann ein Besucher aufgrund von Interviews und aus teilnehmender Beobachtung im alltäglichen Organisationshandeln erkennen, dass eine (psychiatrische) Einrichtung nach systemtheoretischen und systemberaterischen Grundsätzen geführt wird?«

Mit Leitungskräften aus 17 psychiatrischen Einrichtungen entwickelten wir zunächst in einer Art Konsensusprozess Indikatoren für systemisches Arbeiten auf der Organisationsebene. Ergebnis war die »Reflexionsliste systemische Prozessgestaltung« – ein Instrument, das eine Organisation nutzen kann, um sich klarer zu werden, wie viele und welche systemischen Elemente sie in ihrer psychiatrischen Praxis verwirklicht. Die Reflexionsliste ist nach dem Vorspann, der die Ausgangslage der Einrichtung erfragt, in drei Themenbereiche unterteilt:

Themen der »Reflexionsliste«

*Vorspann: Ausgangslage der Einrichtung*

1. Größe und Alter der Einrichtung
2. Institutionstyp: medizinischer oder sozialarbeiterischer Kontext, ambulant oder stationär?
3. Existenzstatus: Sicherheit oder Gefährdung, Wachstum oder Schrumpfung?

*Systemische Arbeit mit Patienten und Angehörigen*

1. Sprechen über »Krankheit und Gesundheit«
2. Verhandeln über Sinn, Inhalt und Dauer des Aufenthaltes
3. Wahlmöglichkeiten im Behandlungsmenü
4. Verhandeln über Medikamente und Diagnosen
5. Reflexions-Settings für Angehörige und andere Beteiligte
6. Systemisches Verhandeln über Optionen in schwierigen Situationen

*Mitarbeiterpartizipation, Leitungskultur, Organisation*

1. Credo und Stil der Organisationsentwicklung

2. Mitarbeiter: Partizipation und Autonomie in Teamsitzungen, im Patientenkontakt, in der Organisationsentwicklung
3. Personalentwicklung: Ressourcennutzung und Förderung von Kompetenzen
4. Reflexions-Settings: Supervision, Teamberatung, Coaching
5. Leitungskultur: Anregen und verstören oder kontrollieren und anordnen
6. Feedback zwischen Leitungskräften und Mitarbeitern
7. Interne Informationspolitik: Transparenz und Dialogangebote

*Umweltbeziehungen*

1. Externes Feedback
2. Regionales Fallmanagement
3. Netzwerkvereinbarungen

Mit dieser Reflexionsliste haben wir 1998 bis 2000 zwölf psychiatrische Einrichtungen besucht, von großen Kliniken mit 1400 Betten über psychiatrische Abteilungen an Allgemeinkrankenhäusern mit 200 Betten bis zu Tagesklinken mit 20 Betten. Das Alter reichte von traditionsreichen 150 Jahren bis zu Neugründungen vor einigen Jahren, Institutionstypen waren Trägervereine, Psychiatrische Krankenhäuser, Psychiatrische Abteilungen an Allgemeinkrankenhäusern, Tageskliniken, Wohn- und Arbeitsstätten oder Betreutes Wohnen.

Der Besuch mit der Reflexionsliste in einer Einrichtung dauert zwei bis drei Tage. In dieser Zeit werden verschiedene Beteiligte, d.h. Mitarbeiter verschiedener Berufsgruppen und Hierarchieebenen, Patienten, Angehörige und – wenn möglich auch – Überweiser, ganz überwiegend in Gruppeninterviews mit zwei bis sechs Teilnehmern, entlang der Themen der Reflexionsliste von einer externen Beobachterin zu ihrer Alltagspraxis interviewt. Neben diesen Gesprächen nimmt sie an Visiten, Teambesprechungen, Konferenzen, Gruppengesprächen teil, um eigene Eindrücke zu bekommen. Zum Abschluss eines jeden Besuches bekommt die Einrichtung in einer ein- bis eineinhalbstündigen Konferenz eine Rückmeldung darüber, was die Beobachterin an Eindrücken selbst gewonnen hat, welche Stimmen und Strömungen sie gehört hat, welche Widersprüche sie entdeckt hat und was aus ihrer Sicht zentrale Themen der Organisation sind.

Solche »Besuche mit der Reflexionsliste« tragen in Organisationen besonders dann zu realen Veränderungsprozessen bei,

- wenn die Besuche in ohnehin geplante konkrete Veränderungsprozesse eingebaut werden, für die Prozessverantwortliche in der Organisation klar benannt sind;
- wenn entsprechend dieser Veränderungsabsichten ausgewählt wird, welche Teilsysteme der Organisation besucht werden sollen und welche nicht;
- wenn der Besuch in Zielsetzung und Ablauf allen Mitgliedern transparent und hinreichend langfristig angekündigt wird;
- wenn die Gesprächspartner ebenso wie die Teilnehmer an der Rückmeldung ein breites Spektrum der Interessengruppen repräsentieren (in einer psychiatrischen Klinik neben Mitarbeitern und Patienten z.B. auch Angehörige oder kooperierende Nachbareinrichtungen);
- wenn in Gruppeninterviews durch gute Fragen und Moderation sowie überraschende Antworten bereits während des Besuches neue Erkenntnisse für die Beteiligten zustande kommen;
- wenn die Besucherin eine Haltung wohlwollender Neugier und Neutralität glaubhaft vermittelt, bei der Rückmeldung ihre Informationen in gut anonymisierter Form präsentiert; ihre Eindrucksschilderung zunächst bei den Pluspunkten beginnen lässt, bevor sie sich den kritischen Punkten zuwendet; eine Diskussion ihrer Darstellung unter den Zuhörern sogleich vor Ort anregt;
- wenn die Prozessverantwortlichen anschließend diese Ergebnisse in ihre Arbeit einbauen.

## 8.5 Reflektierendes Team im Fallmanagement

Im Gesundheits- und Sozialwesen hat in den letzten 20 Jahren das Fallmanagement großen Auftrieb erhalten (Wendt 1995). Es wird dann bedeutsam, wenn die einzelnen Anbieter von Dienstleistungen nicht mehr als isolierte Akteure auftreten, deren wirtschaftlicher Erfolg an möglichst maximierten Einzelleistungs-Abrechnungen hängt – unter dieser Bedingung ist Kooperation zwischen ihnen eine moralisch hochstehende, aber wirtschaftlich unnötige Angelegenheit – sondern wenn sie wirtschaftlich zu einem Gesamtsystem werden (z.B. in Managed Care, in vernetzten Praxen, in gemeindepsychiatrischen Verbünden, in einem intern regionalisierten Sozial- oder Jugendamt etc.), das seine internen Schnittstellen möglichst gut abstimmen muss. Dann schlägt die Stunde des Fallmanagements. Einer der Fachmenschen wird zum »Koordinator« der vielen Spezialisten, verfolgt die Wege des Klienten, Patienten oder Schülers durch das Versorgungsnetz, sammelt die Berichte aller Fachleute und behält eine übergreifende Zuständigkeit für den Klienten unabhängig von dessen aktuellem »Befinden« und unabhängig von der Institution, in der er derzeit gerade betreut wird.

Fallmanagement ist noch kein Wert an sich – je nach Systemkompetenz (Manteuffel / Schiepek 1998) des Fallmanagers schützt es noch keineswegs vor unproduktiven Behandlungsverläufen und kann sehr bürokratisch gehandhabt werden. Fallmanagement lässt sich weiter qualifizieren durch beratende Fall-Management-Teams, die besonders bei sehr kritisch verlaufenden oder chronisch unproduktiven Dienstleistungsverläufen mit dem Koordinator herausarbeiten, wie die verschiedenen Systemebenen (die individuelle Psychodynamik des Patienten, die Beziehungsdynamik seiner Familie, die medizinischen oder sozialen Fakten und die Kooperation zwischen den Behandlern) neue Entwicklungen blockieren und welche Schritte zu einer besseren Lösung führen könnten.

Solche Fallmanagement-Teams für schwierige Fälle sollten nach dem »Arche-Noah-Prinzip« aus Kolleginnen und Kollegen möglichst unterschiedlicher Einrichtungen oder Abteilungen zusammengemixt sein, um heterogene Feldkompetenz zu versammeln; und ihre Mitarbeiter sollten ein Grundtraining in systemischem Denken und systemischer Beratungstechnik erhalten. Hier ist das Reflektierende Team hervorragend geeignet, ein systematisches, Ideen anregendes gemeinsames Nachdenken über bessere Lösungen zu initiieren.

## Literatur zum Weiterlesen

**Anderson**, T (1990): Das reflektierende Team. Dortmund: Modernen Lernen

**Hargens**, J. / Schlippe, A. von (1998). Das Spiel der Ideen. Reflektierendes Team und systemische Praxis. Dortmund: Modernes Lernen

# 9

# Interventionen im Coaching

## 9.1 Die Arbeit mit inneren Anteilen

*Die Vorstellung, dass wir Menschen aus vielen »inneren Anteilen« bestehen, die mehr oder weniger gut »zusammenarbeiten« können, dass also in uns sozusagen ein »inneres Parlament« tätig ist, ein »Chor innerer Stimmen«, ein »inneres Team« oder einfach ein »inneres Familiensystem« hat eine lange Tradition (ausführlich: Schwartz 1997, Schulz-von Thun / Stegemann 2004, s. a. Schindler 2005). Systemisch-konstruktivistisch wird diese Idee, wenn die KlientInnen diese Teile selbst konstruieren, sie selbst benennen und sie selbst zu Organisatoren des Miteinanders der Teile qualifiziert werden.*

Der Vorteil dieser Art metaphorischer Beschreibungen ist, dass sie meist sehr gut anschlussfähig sind, dass Ratsuchende sich schnell damit identifizieren können und dass »monolithischen« Beschreibungen (Omer / Alon / von Schlippe 2007 sprechen auch von »dämonisierenden Beschreibungen«) vorgebeugt wird, nach denen Menschen »ganz und gar« schlecht, unfähig, böse oder krank seien: Auch wenn sich jemand noch so heftig gewalttätig, aggressiv, bösartig zeigt, kann angenommen werden, dass in seinem inneren »Parlament« noch andere Stimmen existieren, die angesprochen werden können, mit denen man sich verbünden kann. Besonders in der Einzelberatung kann es hilfreich sein, ein solches Bild von unterschiedlichen inneren »Teilen« anzubieten. Verschiedene Teile, entstanden in der Biographie, angeordnet um einen Kern, »das Selbst«, können an die Tafel gemalt werden und benannt werden. Das »Selbst« hat dabei eine wichtige Funktion als Instanz, die die einzelnen Teile anspricht, mit ihnen in Verbindung steht und sie integriert.

**Beispiel**

Ein Leiter einer sozialen Einrichtung mit Arbeitsstörungen entdeckte für sich als Leitungsperson, dass drei Figuren in ihm mit einem ständigen inneren Auseinandersetzungsprozess beschäftigt waren: der Clown (kreativ, sprühend vor Ideen und Energie), das Schwein (machtgeil, egoistisch, durchsetzungsstark) und der Teddy (etwas depressiv, traurig, liebevoll). Ohne ein integrierendes Selbst legten sie sich gegenseitig lahm und entmachteten sich. Die Erkenntnis, dass diese drei Teile eigentlich eine ideale Kombination für eine Führungskraft sind und dass das Fehlen eines Teils ihm als Persönlichkeit einen zentralen Teil wegnehmen würde, war sehr wichtig für ihn: der »Clown« ohne die Fähigkeit der Durchsetzung würde seine Kreativität verschwenden, das »Schwein« ohne die liebevolle Seite würde ihn zu einem rücksichtlosen Chef machen, der »Teddy« wäre ohne die beiden anderen hilflos und allein. Zentrale Aufgabe in der weiteren Arbeit war dann die Frage, wie er (bzw. sein »Selbst«) als »Häuptling« dieser drei wertvollen Berater die Rahmenbedingungen dafür verbessern könnte, dass die drei besser kooperieren könnten.

Diese Intervention können Sie am besten in einer Arbeitsgruppe zu dritt ausprobieren. Einer in der Rolle des Klienten (A) denkt an ein Problem (z.B. Arbeitsstörung). Die beiden anderen (B und C) sind Gesprächspartner

1. Problemklärung und Kontrakt
   Nach anfänglicher kurzer Problemklärung können die BeraterInnen die Idee einbringen, dass wir alle aus ganz verschiedenen Teilen, inneren Stimmen, aus »Teilpersönlichkeiten« bestehen. Diese Teile können mehr oder weniger gut zusammenarbeiten. Die Beratung könnte ein Versuch sein, die Kooperation der Teile anzuschauen und evtl. zu verbessern.
2. Identifikation und Benennung der Teile
   Wie ist das bei Ihnen? Welche Teile würden Sie benennen, die Sie mit für die Arbeitsstörung (oder ein anderes benanntes Problem) verantwortlich machen würden? Mindestens drei sollten mit dem Ratsuchenden erarbeitet werden (bei Arbeitsstörungen gibt es meist einen eher antreibenden Teil, der unbedingt will, dass gearbeitet wird, dann einen hemmenden, der dafür sorgt, dass gerade das nicht geschieht. Man kann noch einen »kreativen inneren Teil« einführen, der für das Finden neuer Ideen und Lösungsmöglichkeiten zuständig ist). Den Teilen sollten Namen gegeben werden (»Heinz«, »Dornröschen«, »mein Mut«), interessant auch die Frage, ob es ein Mann oder eine Frau ist.
3. Interview der Teile
   Nun kann ein Gespräch begonnen werden über die Frage, wie sich die drei (oder mehr) verstehen, zirkuläre Fragen danach, wie nah oder

fern sie einander stehen, was sie voneinander halten, ob sie sich schätzen oder verachten, wer wie gut kooperiert usw. Hier können Klötzchen oder andere Symbole als Hilfe für die Vorstellung genutzt werden. Die Teile können auch direkt interviewt werden, indem A sich auf den Stuhl eines Teiles setzt und von B oder C in dieser Rolle befragt wird.

4. Suche nach dem Selbst
   Nun kann das Bild eingeführt werden, dass diese Gruppe so etwas ist wie ein »Ältestenrat« bei den Indianern. Wer ist der Häuptling? Im Gespräch kann so an die Idee herangeführt werden, dass das »Selbst« des Ratsuchenden dieser Häuptling (oder Kapitän des Schiffes o.ä.) ist: »Wie gut nehmen Sie zur Zeit Ihre Rolle wahr? Lassen Sie sich von den Teilen angemessen beraten oder haben Sie die Führung aus der Hand gegeben? Welcher der Teile denkt dann am ehesten, dass er / sie selbst das Steuer in die Hand nehmen müsse, weil der Kapitän gerade nicht handlungsfähig ist?«
5. Eine ganzheitliche Sicht auf die eigenen Konflikte
   Damit geht ein Reframing einher: Der innere Konflikt wird zu einem »Beratungsgespräch« der inneren Berater, das diese im Dienste des Selbst als Entscheider führen. Dazu gehört, dass alle Berater gewürdigt und geachtet werden: »Was ermöglicht Ihnen A, was B? Vielleicht ist es gerade gut, dass Sie die beiden Seiten haben – der eine sorgt für Vergnügen, der andere für Struktur, der eine ist das »Gaspedal« der andere die »Bremse«. Und was sagt der kreative Teil zu dem Ganzen? Welche neue, bislang noch nicht gedachte Idee könnte er beisteuern? Wie wäre es, wenn Sie jedem dieser inneren Berater gegenüber Ihre Wertschätzung ausdrücken würden – und dann – mit der Achtung, die Sie vor ihnen haben – zu ihnen sagen würden, wie Sie entscheiden?«
6. Zum Abschluss kann (muss aber nicht) eine Hausaufgabe gegeben werden: »Suchen Sie sich doch in der nächsten Zeit einmal für jeden dieser Teile ein Symbol aus. Wenn Sie sich zu Hause z.B. wieder an den Schreibtisch setzen, können Sie mit den drei (oder mehr) Teilen einmal kurz ins Gespräch treten, ihnen Ihren Respekt vermitteln und verdeutlichen, dass Sie ihre Ratschläge gut gehört haben. Achten Sie dann darauf, wie es Ihnen beim anschließenden Lernen geht. Wenn Sie merken, dass es Ihnen wieder schwer fällt, versuchen Sie herauszufinden, welchen Berater wir vielleicht übersehen haben – und bringen Sie diesen zum nächsten Gespräch mit!«

## 9.2 Auftragskarussell

BeraterInnen stehen immer im Zentrum eines Geflechts ausgesprochen unterschiedlicher Aufträge (vgl. S. 20). Dieses Bild lässt sich in Form des »Auftragskarussells« ausgezeichnet im Einzel- oder Gruppencoaching nutzen. Es hat sich darüber hinaus in der Beratung von Nachfolgern in Familienunternehmen bewährt (von Schlippe 2009a). In jeder Form von Beratung, Coaching, Supervision oder Therapie spielen ja Personen, die nicht direkt im Beratungssetting anwesend sind, eine große Rolle. Aufträge werden oft nicht nur von Personen erteilt, die direkt an der Beratung teilnehmen. Vielmehr sitzen vielfach »unsichtbare« Dritte und Vierte mit im Zimmer, und deren Phantasien und Wünsche über das Beratungsgeschehen können dieses bedeutsam beeinflussen und im Extremfall die Bewegungsmöglichkeiten aller Gesprächspartner erheblich einschränken. Das im Folgenden dargestellte Modell kann in einer festgefahrenen Situation eine Möglichkeit bieten, sich einen guten Überblick über die äußeren und inneren Stimmen in dieser Auftragskonstellation zu verschaffen, sich damit sozusagen wie Münchhausen am »eigenen Zopf aus dem Sumpf« zu ziehen und die eigenen Bewegungsmöglichkeiten wieder herzustellen.

Das Auftragskarussell kann dabei von demjenigen, der eine Klärung wünscht, allein oder mit Unterstützung durchgeführt werden. Im Zentrum der Methode steht in jedem Fall das von dem Betreffenden wahrgenommene und erlebte Auftragsgeflecht, unabhängig davon, wie dieses »wirklich« beschaffen ist (genau genommen ist es also eine Abklärung des Geflechts der eigenen Erwartungs-Erwartungen). Die Durchführung soll hier beispielhaft im Sinne einer Anleitung als Einzelmethode beschrieben werden. Für andere Situationen kann sie leicht entsprechend modifiziert werden.

*Zeit und Raum schaffen*
Sorgen Sie für einen Ort, an dem Sie für etwa ein bis zwei Stunden ungestört sind. Versetzen Sie sich in eine »meditative Haltung«: Fragen Sie sich ohne »Zensur«, wer Ihnen für die Beurteilung der Situation wichtig zu sein scheint. Stellen Sie für alle Personen, die Ihnen einfallen, einen Stuhl (oder ein Kissen) bereit und legen einen Zettel mit dem Namen darauf.

*Das äußere Problemsystem benennen*
Wichtig ist nun, zunächst neben den unmittelbar am Prozess beteiligten Personen sich auch auf Menschen zu konzentrieren, mit denen Sie *nicht direkt im Kontakt* stehen. Das Problemsystem kann diese durchaus mit

einbeziehen. Hier geht es um die Frage »impliziter Mitgliedschaft«: Mit welchen offenen und verdeckten Aufträgen dieser impliziten Mitglieder sitzen die Ratsuchenden – und auch Sie selbst – im Raum?

Daher ist neben der Frage nach aktuellen Gesprächsteilnehmern auch die Frage nach dem Zuweisungskontext bedeutsam: Welche Personen entwickeln eine Perspektive auf das Geschehen der Beratung, welche Arten von Aufträgen könnten sie direkt oder indirekt vermitteln?

*Innere Auftraggeber suchen*
Problemsysteme werden nicht nur durch die Kommunikationen *äußerer* Personen gebildet, sondern auch durch die Kommunikationen mit *inneren* Personen, also mit Repräsentanten eigener kritischer oder auch unterstützender Anteile. Fragen Sie sich also auch nach ihnen. Es können Menschen aus der eigenen Geschichte sein wie z.B. ein strenger leistungsfordernder Vater, eine hilfsbedürftige Großmutter, aber auch sehr persönliche innere Anteile wie z.B. der »innere Leistungsanspruch«, der »Perfektionist«, die »innere Feministin« o.ä. Man kann für die inneren Anteile auch Phantasiefiguren wählen (Märchengestalten, Filmschauspieler, Politiker, historische Gestalten o.ä.). Versammeln Sie diese um sich – denken Sie aber auch an hilfreiche innere und äußere Personen (z.B. Partner / Partnerin, der / die sagt: »Egal, wie du das Problem löst, ich mag dich!«). Schließlich und vor allem laden Sie Ihren »kreativen Teil« ein, der Ihnen schon oft geholfen hat, Probleme erfolgreich und erfindungsreich anzugehen.

*Gefühl der Blockierung*
Das Auftragskarussell geht jeweils von dem zentralen Gefühl der Blockierung aus. Vergegenwärtigen Sie sich dieses Gefühl möglichst genau: Wie geht es mir in Bezug auf das System, das ich berate? Schauen Sie sich im Kreis um: Wo ist es am stärksten? Beginnen Sie dort.

*Identifikation: Fokussierung der Aufträge*
Im nächsten Schritt gehen Sie mit allen oder den wichtigsten Gestalten in Kontakt, indem Sie sich auf deren Stuhl setzen und sich in sie einfühlen. Die gestalttherapeutische Technik der Identifikation ermöglicht eine unmittelbare Erlebnisnähe, die »über den Kopf« nicht zu leisten ist. Diese Identifikation kann auch neue Hypothesen über verdeckte Aufträge erbringen, die möglicherweise den offenen Aufträgen unterliegen.

Versuchen Sie, die Identifikation mit einem möglichst prägnanten Satz zu den offenen und zu den verdeckten Aufträgen abzuschließen: »Es soll in unserer Familie / unserem Team weniger Streit geben!« – »Sorge dafür, dass es mal richtig kracht hier, aber halte mich raus!« – »Sorge dafür, dass mein Vater mich anerkennt!« – »Hilf mir, mich nicht schlecht zu fühlen, wenn wir unsere Tochter ins Heim geben!« – »Mache deutlich, dass meine Frau die Versagerin ist, an der es liegt, dass wir Familienprobleme haben!« Dies Präzisieren ist mit einem Helfer meist leichter.

*Gegebenenfalls »Hilfs-Ichs« einführen*
Dieser Schritt kann auch übersprungen werden, kann aber in einer Gruppen-Supervision eine interessante Erfahrung bedeuten: Setzen Sie sich in die Mitte und lassen Sie sich die Aufträge noch einmal laut von Rollenspielern sagen. Dies kann anfangs langsam und nacheinander gehen, später dann mehr und mehr den Charakter eines Karussells bekommen, indem die Sätze ineinander übergehen. Schließen Sie die Augen: Welche Aufträge hören Sie besonders akzentuiert, was lösen einzelne Schlüsselworte bei Ihnen aus?

*Das »demokratische Grundgefühl«*
Seit Abschaffung der Leibeigenschaft und Sklaverei kann Sie niemand zu etwas zwingen, was Sie nicht wollen. Es kann sein, dass Sie, um den Job zu behalten, etwas tun, was Sie nicht gern tun, aber Sie behalten die Möglichkeit »nein« zu sagen. Das ist sehr wichtig, sich zu gegenwärtigen: Niemand kann mich zwingen, ich bin nie verpflichtet, einen Auftrag anzunehmen, vor allem nicht automatisch so, wie er mir gegeben wird. Ein Kontrakt braucht die Zustimmung von beiden Seiten. Dies ist eine wichtige Vorbedingung für den nächsten Schritt, nämlich der Differenzierung: Was nehme ich an, was lehne ich rundweg ab und wo mache ich ein Angebot?

*Die Fülle differenzieren: Annahme, Modifikation, Ablehnung*
Wenn Sie nach dem Prozess der verschiedenen Identifikationen wieder auf den eigenen Platz zurückgehen, kann es Ihnen gehen wie vielen, die angesichts der Vielfalt der teilweise widersprüchlichen und inkompatiblen Aufträge ein Gefühl von Hilflosigkeit und Ohnmacht überfällt: »Das kriege ich nie unter einen Hut!« Man wird mit der gesamten Komplexität konfrontiert und erlebt diese als nicht reduzierbar. Hier ist es wichtig, sich getreu dem chinesischen Sprichwort zu verhalten. »Der Weg von 1000 Meilen beginnt mit dem ersten Schritt« und zu differenzieren. Nehmen Sie Ihren Stuhl und setzen Sie sich nacheinander jeder einzelnen Person gegenüber und achten Sie darauf, was Sie von dem Auftrag bereit sind zu übernehmen, was Sie modifizieren und was Sie zurückweisen: »Den Auftrag in der Form werde ich nicht akzeptieren. Ich kann

Ihnen aber das und das anbieten!« Nachdem sie diese Runde durchlaufen haben, erleben viele Berater ein Gefühl von Befreiung: Es ist nicht nötig, allen Aufträgen zu entsprechen, man kann diesen eigene Angebote entgegensetzen, sobald das Auftragsgeflecht deutlich geworden ist.

*Wo stehe ich jetzt? – Standortbestimmung und Umsetzung in die Praxis*
Vielfach genügt die Durchführung des Auftragskarussells, um wieder Zugang zur eigenen Handlungsvielfalt zu haben. Die Klarheit über die Situation führt zu verändertem Handeln, dieses wirkt sich im System selbst aus, neue Interaktionsmuster können sich entwickeln.

An zwei Punkten könnte eine explizitere Umsetzung bedeutsam sein:
1. Bei sehr problematischen offenen Aufträgen. Im Falle sehr diffuser oder widersprüchlicher Aufträge sollten diese im zu beratenden (realen) System offen thematisiert werden, denn dann ist der Kontrakt offensichtlich noch nicht klar. Eine solche Klärung kann z.B. dazu führen, dass die Arbeit beendet wird oder dass sie auf einer anderen Ebene, ggf. mit anderen Personen, fortgesetzt wird.
2. Bei sehr hartnäckig kritischen inneren Anteilen. Anders als bei externen Kooperationspartnern kann man ihre Aufträge nicht einfach ablehnen, sind es doch bedeutsame innere Stimmen. Es kann sein, dass man in der Konfrontation mit ihnen Lebensthemen noch einmal begegnet, für die man sich Unterstützung suchen möchte. Kurzfristig kann mit den kritischen Stimmen eine Vereinbarung getroffen werden. So kann z.B. der »innere Abwerter« gebeten werden, für die Zeit der Therapiesitzung außerhalb des Raumes, vielleicht auf einem extra dafür reservierten Stuhl, zu »warten«.

## 9.3 Führungskräfteberatung

Führungskräfte lassen sich entweder innerhalb ihrer Organisation (dann meist auch auf deren Kosten) oder außerhalb (dann meist auf eigene Kosten) beraten. Für individuelle Führungskräfteberatung (Coaching) gibt es viele Anlässe. Drei häufige Beratungssituationen sollen hier dargestellt werden.

*Beratung als Übergangsritual: Linderung der Einstiegsängste in Chefrollen*
In unserer Beratungsarbeit werden wir immer wieder von »werdenden Chefs« konsultiert, die in ihrer neuen Rolle gerade zu arbeiten begonnen

haben oder denen dies unmittelbar bevorsteht und die an der neuen Stelle Komplikationen voraussehen, die sie fürchten, etwa:

- als westdeutsche Leiterin in einer ostdeutschen Beratungsstelle als »Besser-Wessi« abgelehnt zu werden,
- im eigenen Wohlfahrtsverband Leiter geworden zu sein, in Konkurrenz zu Kollegenbewerbungen, und nun deren Missgunst oder Nicht-Kooperation zu fürchten,
- in einer fremden Einrichtung Schulleiter geworden zu sein, im Wettbewerb gegen die bisherige Konrektorin aus dem eigenen Haus,
- als neuer Chefarzt die Verträge bestimmter Mitarbeiter nicht mehr verlängern zu wollen, aber den danach erwarteten »Gegenwind« zu fürchten,
- als zunächst nur vorübergehende »kommissarische« Leiterin unsicher zu sein, wie entschieden inmitten der »Platzhirsche« aufzutreten man sich erlauben kann.

Man kann all diese Situationen als charakteristische »Schwellenprobleme« ansehen, in denen Verunsicherung unvermeidlich ist. Zum einen muss die neue Chefin sich von Teilen ihrer alten »Mitarbeiter-Identität« verabschieden – aber es ist meist noch nicht klar, welche sie auch getrost beibehalten kann. Zum zweiten hat sie ein diffuses Gefühl dafür, dass sie Respekt zeigen muss für die vorgefundenen Mitarbeiter und ihre Traditionen – aber wo endet der und wo beginnt ihre Aufgabe der Neugestaltung, evtl. auch indem sie Mitarbeitern »ans Schienbein tritt« oder gar diese entlässt? Zum dritten vermutet sie Rollenerwartungen, die ihr nicht gefallen – welchen davon kann sie sich widersetzen? Viertens braucht sie Bündnispartner und insbesondere jemand, mit dem sie auch als »einsame Chefin« über ihre Sorgen und Fragen sprechen kann – wer außer dem Berater könnte dies sein?

Nach unseren Erfahrungen können solche Beratungen oft sehr kurz sein: Ein bis drei, im Höchstfall fünf Gespräche reichen meist aus, bis die neue Chefin / der neue Chef ihre / seine Fragen in der Beratung sich selbst beantwortet hat. Oft sind es ja sozial sehr kompetente Menschen, die in heikle Führungsrollen neu berufen werden, mit einer Fähigkeit zur schnellen Umsetzung von Beratungsergebnissen.

Sehr bewährt hat sich in der »Übergangsberatung für werdende Chefs« die Erörterung folgender Fragen:

- Was sind die kleinen, aber entscheidenden symbolischen Handlungen, auf die in dieser Einrichtung bei einem neuen Chef besonders geachtet wird? Welche Worte und Handlungen in den ersten vier Wochen lassen bei den Mitarbeitern »rote Alarmlampen« aufleuchten, welche sichern ihm Anerkennung?

- Was sind in der bisherigen Führungskräftegeschichte dieser Organisation die »Schreckgespenster«, was sind die stolzen »Heldengeschichten«, was die noch immer »offenen Wunden«, die als Geschichten in der Einrichtung kursieren?
- Worauf sind die Mitarbeiter besonders stolz und wünschen, dass der neue Chef es ebenfalls respektiert?
- Warum ist gerade er / sie als Chef hier eingestellt worden? – Welche bislang unerfüllten Wünsche in der Organisation soll er / sie befriedigen?
- Wer fühlt sich durch die Einsetzung der Chefin gekränkt, übergangen o.ä.?
- Wer gehört offensichtlich und wer gehört potenziell zu den loyalen Unterstützern der neuen Chefin? Gibt es weitere mögliche Unterstützer, die sie noch gar nicht als solche entdeckt hat?
- Was wird aus anfänglich beobachtbaren Widerständen gegen den neuen Chef aus den ersten vier Wochen fünf Jahre später geworden sein?

Mit den Antworten auf diese Fragen skizziert sich eine Landkarte der Geschichte, der Kultur und der Koalitionen innerhalb dieser Organisation. Wichtig ist nun, dieser Landkarte in »respektvoller Respektlosigkeit« nicht zu vertrauen, sondern sie an all den Stellen in Zweifel zu ziehen, wo sie die neue Führungskraft verunsichert. Dabei können neben Fragen auch (anonymisierte) Geschichten des Beraters über »unnötige Panik« aus ähnlichen Situationen helfen. Hilfreich ist ferner, ein eventuelles »Sich-Selbst-Kleinmachen« der neuen Chefin mittels Verschlimmerungsfragen zu dekonstruieren: »Was könnten Sie sich über sich selbst sagen, wenn Sie sich in dieser Situation gänzlich verunsichern wollten?« Und umgekehrt: »Was könnten Sie sich über sich selbst und über diese Situation erzählen, wenn Sie ab morgen gelassen und zuversichtlich an Ihre neuen Aufgaben herangehen wollten?«

*Führungskräfteberatung im Spagat zwischen Beruf und Familie*

Ein weiterer häufiger Beratungsanlass für einzelne Führungskräfte sind anstehende Versetzungen / Umzüge an entfernte Arbeitsorte, wie sie in großen Konzernen für den Aufstieg innerhalb der Organisation oft verlangt werden oder wie der Wechsel zu einer anderen Firma sie oft voraussetzt. Viele solcher Wechsel scheitern (geschehen nicht oder werden nach kurzer Zeit revidiert), weil sie nicht zum Gesamt der Lebenskontexte der Führungskraft passen.

Solche Mobilitätshindernisse sind oft im Dreieck zwischen Familie, Job und persönlichem Selbstkonzept angesiedelt:

- Der Lebenspartner kann oder will seine eigene Arbeitstätigkeit weder aufgeben / unterbrechen noch an denselben Ort verlagern; zugleich lehnt einer oder lehnen beide Partner das Pendeln ab.
- Die Kinder protestieren gegen einen Umzug; die Eltern befürchten Nachteile bei einem Wechsel der Schule, des Freundeskreises oder der Kinderbetreuungssituation.
- Am neuen Lebensort wird Isolation oder Gefahr befürchtet.
- Umzüge passen nicht ins persönliche Lebenskonzept der Führungskraft.
- Das Jobangebot erscheint nicht hinreichend sicher oder vertrauenswürdig, die Ressourcenausstattung dort unzureichend oder unzuverlässig, der Nutzen für die künftige Karriereplanung zu fraglich, die Qualität der dortigen Arbeit schwer durchschaubar.

Charakteristisch für diese Entscheidungssituation ist ihre Mehrwertigkeit: Die einzelnen Argumente entstammen ganz verschiedenen sozialen und psychischen Systemen mit ganz unterschiedlichen Eigenlogiken, die nicht gut miteinander verrechnet werden können (»Wie groß muss der Karrieresprung des Vaters sein, damit die elterliche Beziehung das Pendeln verträgt oder dieser die schlechteren Schulnoten der Tochter aufwiegt?«). In postmodernen, demokratisch strukturierten Familien mit emanzipierten Frauen ist unwahrscheinlicher geworden, dass die Logik der Berufswelt des Mannes sich konfliktfrei durchsetzt.

In der Führungskräfteberatung geht es darum, zunächst die Argumente aus den einzelnen Lebenswelten getrennt für sich durchzugehen, und dabei auch evtl. Missverständnisse, unzureichende oder falsche Informationen etc. infrage zu stellen. Dann aber gilt es, eine Gesamtbewertung dieser widersprüchlichen Situation vorzunehmen – meist auf einer notwendigerweise sehr intuitiven Ebene, weil die materiellen Fakten sich eben nicht miteinander objektiv verrechnen lassen. Dabei kann es sich bewähren

– zu fragen: »Als Sie das Angebot erstmals hörten – haben Sie als erstes »Klasse« oder »Oh je« gesagt«?
– zu bitten, sich eine besonders schöne Lebenssituation (alternativ: eine besonders hässliche) in zwei Jahren in allen Farben auszumalen – und

danach zu schauen, ob der Jobwechsel ein Teil dieser Lebenssituation war oder nicht.

- Mittels zukunftsorientierter Fragen zu erkunden: »Wie wohl wird Ihnen ein, zwei, fünf Jahre nach der Annahme / nach der Nichtannahme dieses Jobangebotes sein?«
- In einer imaginierten Zeitlinienreise mit der Führungskraft durch die nächsten Monate und Jahre zu wandern und dabei symbolisch zu »erleben«, wie es sich in der Zukunft »anfühlen« wird, diese Entscheidung in der einen oder anderen Richtung getroffen zu haben
- Mittels einer Skulptur oder Aufstellung in einer Beratungsgruppe die Führungskraft ein intuitives Bild der auf sie wirkenden Kräfteverhältnisse erstellen zu lassen, z.B.: »Wo stehe ich zwischen dem alten Job, dem neuen Job, meiner Familie, meiner Lust und meinem Pflichtgefühl?«. Danach kann man die Stellvertreter nach ihren Erlebnissen in dieser Rolle und nach ihren Handlungsimpulsen fragen, während die Führungskraft von außen aus der Distanz zuschaut.

All diese Vorgehensweisen helfen (oft nicht sofort »in einem Aufwasch«), nach sorgfältiger Analyse der einzelnen Entscheidungsdimensionen eine notwendigerweise intuitive Gesamtbewertung der Entscheidungsalternativen vorzunehmen.

Je nach Angebots-Nachfrage-Verhältnissen haben in einigen Sektoren inzwischen auch die Unternehmen erkannt (wenngleich noch selten umgesetzt), dass sie sich auch für das soziale und psychische Umfeld eines sehr nachgesuchten Umzugs-Bewerbers engagieren müssen. So wird im »Berufungsmanagement« von Universitäten überlegt, wie Partnern von zu berufenden Hochschullehrern selbst ein Arbeitsangebot am selben Ort unterbreitet werden kann.

*Raus aus dem Sandwich: Beratung von Führungskräften der mittleren und unteren Ebene*

Führungskräfte mittlerer und unterer Hierarchiestufen (z.B. Vorarbeiter im Handwerk, Stationsleiterinnen im Krankenhaus) sind oft mit der Durchsetzung von Entscheidungen an der Basis beauftragt, an deren Zustandekommen sie nicht beteiligt waren und die sie oft auch nicht vollständig verstehen, die sie manchmal im Detail nicht einmal vollständig selbst kennen. Sie bekommen aber eventuellen Unmut der Basismitarbeiter über solche Entscheidungen am schnellsten ab.

**Beispiel**

Ich (JS) berate in einem 1,5-stündigen Gespräch eine Gruppe von drei Handwerksmeistern, die »morgens sorgenvoll hingehen«, »abends nicht mehr abschalten« und dann »gelegentlich explodieren«. Ihr Erleben der Situation: Sie sollen weniger Mitarbeiter als früher zu mehr Leistung motivieren, während die Arbeitsbedingungen für die Belegschaft sich verschlechtern, insbesondere das Arbeitstempo sehr steigt. Der Arbeitsdruck bewirkt, dass man sich nur noch wenig sieht, kaum noch Zeit zum Reden miteinander hat, aber dauernd auf von Kollegen ungelöst hinterlassene Probleme stößt und sich über diese (und die Kollegen) heftig ärgert.
Nachdem wir diese Probleme aufgelistet haben, erkunden wir ihre eigenen Lösungsideen – und ich steuere einige weitere von mir bei. Am Ende entstehen drei Ideen auf sehr unterschiedlichen Systemebenen. Individuell wird verabredet, die persönlichen abendlichen »Abschaltrituale« in der nächsten Zeit besonders zu kultivieren (»unter der Dusche stehen«; »die 40 km nach Hause fahren«; »zu Hause auf der Terrasse mit der Frau einen Kaffee trinken«, »mir ausmalen, was ich den Kindern heute zum Einschlafen vorlesen werde«). Im Verhältnis zu den Mitarbeitern wird verabredet, zum Arbeitsende Freitag nachmittag eine halbstündige »Freitagsrunde« anzuberaumen, in der die ansonsten weiträumig verteilten Handwerker wenigstens einmal alle zusammenkommen und sich austauschen: »Was lief in dieser Woche gut? Was lief schlecht? Was sollte nächste Woche anders laufen?« Die übergeordnete Leitungsebene schließlich soll informiert werden, wo im Betrieb überall Informationsmängel und Nicht-Akzeptanz zu geplanten Neuerungen bestehen; und sie soll gebeten werden, im nächsten Monat auf einer Betriebsversammlung diese selbst darzustellen und zu vertreten.

Die Beratung mit »abhängigen Vorgesetzten« muss sich der Hierarchie gegenüber zugleich respektvoll und respektlos verhalten, sie grundsätzlich respektieren, aber den Gestaltungsspielraum der »abhängigen Vorgesetzten« möglichst weiträumig erforschen und ihnen helfen »unmögliche Aufträge« auf plausible Weise zurückzugeben an diejenigen, die dazu besser in der Lage sind – auch, damit sie gesund und einigermaßen zufrieden in ihrem Job bleiben können.

## Literatur zum Weiterlesen

**Omer,** H. / Alon, N. / Schlippe, A. von (2007). Feindbilder. Psychologie der Dämonisierung. Göttingen: Vandenhoeck & Ruprecht

**Schulz-von Thun,** F. / Stegemann, W. (Hg, 2004). Das innere Team in Aktion. Reinbek: Rowohlt

# 10 Interventionen in der systemischen Team- und Organisationsberatung

*Es sind meist die instabilen Übergangsphasen, in denen gehäuft Team- oder Organisationsberatung gesucht wird: der Start eines völlig neu zusammengesetzten oder eines aus zwei alten Teams (häufig gegen den Willen der Mitarbeiter) fusionierten Teams; der Neuzuschnitt der Arbeitsaufträge eines schon lange bestehenden Teams; die Dezentralisierung (mithin auch: Zerstreuung) eines bisher eng zusammenarbeitenden Teams oder die Aufteilung eines bisherigen Großteams in mehrere kleinere Teams. Beratungsbedarf entsteht auch, wenn Teams verschiedener Organisationen künftig kooperieren sollen.*

In allen Konzepten dezentraler und sich flexibel an Umweltschwankungen anpassender Organisationssteuerung hat Teamarbeit eine große Bedeutung gewonnen (Zwack, Zwack und Schweitzer 2007). Arbeitsteams sollen sich innerhalb bestimmter von »oben« vorgegebener Rahmenbedingungen (Arbeitsauftrag, Erfolgskriterien und deren Überprüfung, Budget, evtl.: Personalstärke) weitgehend selbst organisieren und steuern. Zudem müssen sie sich, wenn diese Rahmenbedingungen sich von Zeit zu Zeit ändern, selbst neu »zuschneiden«. Hier haben sich insbesondere viele handlungsorientierte Methoden für mittlere und größere Gruppen bewährt, um Teams und Organisationen »in Schwung zu bringen« (Schweitzer 2005). In Zeiten hektischer Veränderungen wird es dabei zugleich immer wichtiger, sie zwar in Schwung zu bringen, dabei aber nicht nervös zu machen.

## 10.1 Teams starten

Beim Aufbau eines vollkommen neuen Teams von Mitarbeitern unterschiedlicher Herkunft kann ein externer Berater zunächst bei der Personalfindung und -auswahl unterstützen, wenn diese sich verkompliziert.

Beispiel

Ein großer Krankenhausträger plant den Neustart einer »Filialklinik«. Da eine Reihe von sehr geschätzten Mitarbeitern aus dem Mutterhaus in die Filialklinik überwechseln wird, ist diese Veränderung allerseits mit sehr »gemischten Gefühlen« verbunden. Die, die gehen, schwanken zwischen »tolle Chance« und »Sprung ins kalte Wasser«. Eine Folge dieser Ambivalenz ist, dass die Leitungsgruppe der neuen Klinik so halbherzig auf Personalsuche innerhalb wie außerhalb des Mutterhauses geht, dass zwei Monate vor den geplanten Einstellungsgesprächen noch kaum Bewerber da sind. Ein Berater (JS) sagt im zweiten Gespräch, die unprofessionelle Personalwerbung erscheine ihm wie eine außerordentlich intelligente Selbstsabotage des Neustarts, vielleicht aus taktvoller Loyalität gegenüber all jenen Bedenken. Dies löst eine heftige Debatte aus, wie »offensiv« oder eher »klammheimlich« zu werben man sich traut. Als wichtiger symbolischer Akt werden im dritten Gespräch drei Leitungskräfte des Mutterhauses gebeten, dem Projekt und speziell einer offensiven Personalwerbung nochmals »ihren Segen zu erteilen«. Nachdem dies gelingt, werden im vierten Gespräch offensive Werbungsformen beschlossen. Beim fünften Gespräch, drei Monate nach der Diskussion über die »Selbstsabotage«, sind fast alle Stellen besetzt.

Sind die Mitarbeiter eingestellt, dann kann externe Beratung dabei helfen, die anfänglichen Prozess der Teambildung so zu beschleunigen, dass das Team schnell in die produktive Phase hineinkommt. Dabei hilft es, wenn die Mitarbeiter untereinander ebenso wie die Leitung schnell eine »Landkarte« der unterschiedlichen professionellen Vorerfahrungen (frühere Arbeitsstellen; Aus- und Weiterbildungen), der personenspezifischen Kompetenzen (»Was mache gerade ich besonders gut?«) sowie der Erwartungen und Befürchtungen gegenüber der neuen Arbeit erstellen können. Das lässt sich mit Positionsskulpturen besonders gut und leicht machen.

## 10.2 Teams fusionieren

Die Fusion von Arbeitsteams erfolgt oft entweder in einem Kontext schrumpfender Mitarbeiterzahlen oder zu einem Zeitpunkt, wo bisherige Funktionen des einen oder beider Teams der Leitung als nicht mehr zeitgemäß oder nötig erscheinen. In dieser Situation erlebt sich oft ein Teil des neu fusionierten Teams als Verlierer institutioneller Entwicklungen und ist nur wenig motiviert zu jenen neuen Taten, die die Leitung erwartet. Zudem sind die beiden Teamkulturen oft einander fremd, unverständlich und stellen einander wechselseitig in Frage. Beratung wird in diesen Situationen zuweilen gesucht, wenn die Arbeitsleistung deutlich sinkt, weil diese internen Reibungsverluste die Arbeitmotivation und -energie »auffressen«. Ihr Ziel kann es sein, in zwei bis fünf Treffen

- die bisherige Geschichte beider Teams und der Fusion soweit gemeinsam »aufzuarbeiten«, dass Hader und Demotivierung zunächst verstehbar und dann überwindbar werden;
- die bisherigen Teamkulturen gegenseitig deutlich und akzeptabel zu machen, um dann leichter Ansatzpunkte für eine neue gemeinsame Teamkultur zu finden;
- Spielregeln zu den wichtigsten Fragen der aktuellen Zusammenarbeit neu zu verabreden;
- Mit neuem »Wir-Gefühl« die Beziehungen dieses Teams zu seiner Außenwelt neu zu ordnen.

**Beispiel**

Mit einer Krankenhausstation, im Rahmen einer Bettenreduktion aus zwei früheren Stationen zusammengelegt, werden drei halbe Teamtage durchgeführt. Beim ersten Halbtag werden zunächst in »miteinander gut vertrauten« Kleingruppen »die schönsten und die grässlichsten Dinge, die ich mir unter Teamberatung vorstelle« ausgetauscht sowie »was hier für mich herauskommen soll«. Danach werden in einer Zeitreise durch die Geschichte beider Stationen zwischen 1990 und 2004 deren euphorische, traumatische und routinierte Phasen durchwandert. Am Ende wird mit Wandzeitungen ein Profil der Station »ein Jahr später, wenn alles optimal läuft« erarbeitet – und die allerersten kleinen Schritte auf dem Weg dorthin. Zu jenen »ersten kleinen Schritten« werden Arbeitsgruppen mit verantwortlichen Sprechern eingerichtet, die beim nächsten Termin ihre Ergebnisse berichten.

## 10.3 Teams dezentralisieren

Im Zuge der Umwandlung spezialisierter, zentraler Fachdienste in weniger spezialisierte, dezentralere und vom Anspruch her kundennähere »Geschäftsbereiche« werden zuweilen Arbeitsteams aufgelöst und funktionell wie räumlich auf neue Wirkungsorte verteilt. Teile einer Verwaltung werden den Produktionseinheiten zugewiesen; Marketing oder Controlling-Experten einem »Geschäftsbereich Lastkraftwagen«; Sozialarbeiter oder Psychologen im Krankenhaus einzelnen Stationen oder innerhalb eines großen Stadtjugendamtes sogenannten »Stadtteilteams«.

Dies ist oft ein für die Mitarbeiter schmerzhafter und für die Organisation kostspieliger Prozess. Die Mitarbeiter sind stolz auf das zuvor erreichte Spezialisierungsniveau und erleben sich in ihrer Fachidentität von den Fachkollegen gestützt, in kniffligen Alltagsfragen von ihnen gut beraten. All dies droht mit der »Versetzung in die Pampa« zuweilen verloren zu gehen. Freilich können auch neue und direktere Wirkungsmöglichkeiten »vor Ort« die Neugierigeren anlocken. Beratung wird in solchen Übergangsprozessen an zwei Zeitpunkten gesucht:

- Bei der Planung des »neuen Zuschnitts« – hier meist als Expertenberatung zu der Frage: »Wie haben sich solche Neuzuschnitte in anderen Organisationen bewährt?«
- Für den reibungsloseren Übergang der einzelnen bisherigen Fachteams in die Teams »vor Ort« – als Prozessberatung, bevorzugt für solche Teams, die sich damit schwer tun und mit Renitenz- oder Depressivitätssymptomen den Übergang blockieren.

Bei der Dezentralisierungsbegleitung bisheriger Fachdienste stehen folgende charakteristische Schritte an:

1. Auftragsklärung: Es gilt, sowohl mit der für die Umstrukturierung verantwortlichen Leitungskraft, mit dem Fachdienst und evtl. auch mit den Leitungen der künftigen Heimatteams das Ziel, den Zeitraum, die noch offenen Entscheidungsspielräume und den Umgang mit Vertraulichkeit abzuklären.
2. Blick zurück in Zuneigung, Trauer, Zorn: Es gilt zu würdigen, was gut war am Bisherigen; zu betrauern, was verloren geht in fachlicher und menschlicher Hinsicht; dann aber auch das Unbefriedigende an der alten Arbeitssituation zu betrachten (meist »der Elfenbeinturm«, die »Ferne vom wirklichen Leben«) und die neuen Chancen der Dezentralisierung. Hier polarisieren sich die Mitarbeiter meist in »Veränderer und Bewahrer« – beide Sichten gleichberechtigt hörbar zu machen, ist Aufgabe des Beraters. In sehr verärgerten, verhärteten Situationen kann die Diskussion von (fast immer leicht erfragbaren) Rache-, Sabotage- und Kündigungsphantasien oft Energien wieder sicht- und nutzbar machen, die bis dahin in Prozessen wie »Dienst nach Vorschrift«, erhöhtem Krankenstand etc. gebunden waren.
3. Abschied vom Alten: Wenn dies gut abgeschlossen ist, kann in einem kleinen Ritual der Mitarbeiter (einem »Umtrunk«, einer »Abschiedsrede«, einem »Begräbnis«, einem Abschiedssymposium) das Alte symbolisch verabschiedet werden. Dies hilft, ähnlich wie eine gute Beerdigung, sich die Unwiderruflichkeit jenes Aktes bewusst zu machen.

4. Umzugsplanung: Die Mitarbeiter gehen in eine neue Welt, die sie manchmal nur unvollständig kennen. In der Beratung geht es hier um die Sondierung und Erkundung jenes unbekannten Territoriums (»Was sind das dort für Leute? Wie ticken die? Was wollen die von uns?«), um die Ankunft dort (»Sollen wir Blumen mitbringen? Was ziehen wir dort am ersten Arbeitstag an? Wie könnten wir uns dort gleich am ersten Tag unmöglich machen?«) und um die Neudefinition des Selbstwertes in jenem neuen Kontext (»Was haben wir denen anzubieten?«)
5. Netzwerkpflege nach dem Umzug: Wie kann der professionelle Austausch, auch nach dem Umzug aufrechterhalten werden? Wie kann man sich untereinander bei Integrationsschwierigkeiten in die neuen Basiseinheiten gegenseitig unterstützen?

## 10.4 Menschen in Arbeitskontakt bringen: die Positionsskulptur

Sowohl in der Teamentwicklung wie in Workshops zur regionalen Kooperation zwischen unterschiedlichen Organisationen beginnen wir meist mit einer Positionsskulptur. Die Teilnehmer werden gebeten, sich entlang bestimmter Fragen nahe zu denen zu stellen, mit denen sie ein Merkmal teilen, und weit weg von denen, denen sie diesbezüglich unähnlich sind. Wir beginnen zunächst mit eher äußerlichen Merkmalen, die auszudrücken unkompliziert ist, z.B.:

- der Geburtsort oder der Wohnort auf einer Deutschlandkarte oder einer regionalen Landkarte,
- das Verkehrsmittel, mit dem sie heute hierher gekommen sind (zu Fuß, per Fahrrad, per Auto, per Zug oder Bus),
- die Berufsausbildung (z.B. Medizin oder Sozialpädagogik oder Krankenpflege oder Betriebswirtschaft oder ...),
- die Institution, in der sie früher arbeiteten oder derzeit arbeiten.

Die weiteren Fragen nähern sich dann allmählich dem speziellen Thema der Veranstaltung an. Hier bitten wir, im Anschluss an das »Zusammenstellen« sich mit denen, die neben einem stehen, für ca. zwei Minuten über die jeweilige Frage auszutauschen. Geht es um regionale Zusammenarbeit, könnten die Instruktionen z.B. lauten:

- Stellen Sie sich bitte mit den KollegInnen anderer Einrichtungen nah zusammen, mit denen Sie im Alltag mehr zu tun haben als mit anderen (und diskutieren Sie ihr bislang bestes Erlebnis in der Zusammenarbeit).

- Suchen Sie sich danach eine/n KollegIn, mit dem / der Sie noch nie oder nur selten zusammengearbeitet haben (und tauschen Sie sich darüber aus, warum dies bislang auch nicht nötig war).

Dient die Veranstaltung der Diskussion konflikthafter Themen, können diese eventuell schon in der Positionsskulptur angesprochen werden:

- Suchen Sie sich diejenigen KollegInnen, mit denen Sie über das Thema unserer Veranstaltung bisher am meisten gesprochen haben (und tauschen Sie aus, welche Themen Sie heute aus dieser Veranstaltung raushalten möchten).
- Suchen Sie sich eine/n KollegIn, mit dem / der sie über das heutige Thema noch gar nicht gesprochen haben (und erzählen Sie, was Ihr größter Wunsch für diese Veranstaltung ist).

Positionsskulpturen erfüllen verschiedene Funktionen. Alle Teilnehmer bekommen einen Überblick: »Was verbindet mich mit wem hier, und was unterscheidet mich von wem?« Dies orientiert und erspart oder verkürzt zumindest lange Vorstellungsrunden. Man kommt mit vielen verschiedenen Teilnehmern gleich zu Beginn schnell in einen zwar kurzen, aber bedeutungsvollen Kontakt. Die Gruppe wird schneller »miteinander warm«. Dass dies im Gehen und im Stehen geschieht, macht auch physiologisch klar, dass hier etwas »in Bewegung kommt«. Die Fragen führen schnell von rein äußerlichen Dingen hin zur inhaltlichen Thematik der Veranstaltung. Positionsskulpturen empfehlen sich bei Gruppengrößen von minimal zehn, besser von 15 Teilnehmern aufwärts. Nach oben setzen nur die Raumgröße und die Verfügbarkeit eines Mikrophons für den Moderator Grenzen. Weitere Methoden, um Teams eine bessere Selbstbeobachtung zu ermöglichen, sind beispielsweise das Territorigramm (Gester / Clement 2001) oder die »Skalierungsscheibe« (Natho 2005).

## 10.5 Erzählte Organisationsgeschichte: auf der Zeitlinie wandern

Die Zeitlinie (»Time-Line«) ist ein vielfältig nutzbares, erlebnisorientiertes Instrument (z.B. Nemetschek 2002, Schindler 1995, 2002, Grabbe 2003, Schweitzer 2006). Die Struktur ist dabei recht klar und einfach: Eine Repräsentation der Zeitlinie wird im Raum ausgelegt (meist ein Seil) und mit markanten Punkten versehen (Zettel mit Jahreszahlen oder Daten). Durch das gemeinsame Beschreiten verschiedener Punkte auf der Lebenslinie lassen sich Ressourcen finden, Vergangenes neu bewerten und neue Zukunftsvisionen entwickeln. Viele Eigentümlichkeiten einer Person, eines (Familien-)Systems oder einer Organisation werden verständlicher, wenn man deren Geschichte, insbesondere deren »kritische Perioden« kennenlernt und Ideen darüber bekommt, wie diese verarbeitet wurden. Mitarbeiter mit kurzen bzw. langen Betriebszugehörigkeiten vermögen die jeweiligen Eigenheiten der »Alten« und der »Jungen« besser einzuschätzen, wenn ihnen deren sehr unterschiedlicher Blick auf die aktuelle Lage verständlich wird.

*Das Gründungsmitglied*
Im Beisein aller Mitarbeiter unternimmt der / die BeraterIn mit einem »Gründungsmitglied« eine »Zeitlinien-Wanderung« durch die Jahre und Jahrzehnte der Organisation. Dazu steckt die Gruppe zunächst gemeinsam die Grenzen der Organisation ab (z.B. nur die Abteilung Schlafzimmermöbel oder der gesamte Möbelshop; nur die Abteilung Allgemeinpsychiatrie oder das ganze psychiatrische Krankenhaus) sowie den Zeitrahmen, den man betrachten will. Häufig wird es der Zeitrahmen seit Eintritt des heute dienstältesten Mitarbeiters sein. Ist dieser z.B. seit 20 Jahren im Unternehmen, dann schreitet man die längstmögliche gerade Linie im Raum ab und markiert, wo etwa welches dieser 20 Kalenderjahre auf dieser Linie liegt. Danach bittet man alle jüngeren Mitarbeiter, rechts und links von dieser Zeitlinie sich bei jenem Jahr aufzustellen, in dem sie in den Betrieb eintraten. Es bildet sich ein Spalier. Durch dieses wandert die Moderatorin gemeinsam mit dem dienstältesten Kollegen ganz langsam im Zeitlupentempo hindurch. Bei (fast) jedem Jahr hält sie inne und befragt zunächst den »Dienstältesten«, dann die rechts und links stehenden »Neueintreter« danach, was in jenem Jahr für das Unternehmen besonders oder charakteristisch gewesen ist. So entsteht für die Alten und die Neuen ein Bewusstsein der Veränderungen. Insbesondere wird verständlich, warum die Alten sich vielleicht über ganz andere Dinge freuen und an ganz anderen Dingen leiden als die Jungen und umgekehrt.

**Beispiel**

Die Mitarbeiter eines Amtes entdecken, wie viele Veränderungsprozesse sie schon hinter sich haben, die zu positiv bewerteten Veränderungen der Arbeitsweise führten. Dies löst große Zufriedenheit aus. Andererseits bemerken sie, dass die instabileren Arbeitsverhältnisse (Zeitverträge) der jüngeren Kollegen den älteren Kollegen mit ihren Dauerverträgen verständlicher machen, warum die Jüngeren sich auf manches weniger einzulassen scheinen.

*Time-Line als Instrument der Krisenberatung*
Auch hier beginnt die Arbeit mit dem Ziehen einer Linie im Raum, z.B. mit einem Seil. Man einigt sich über den Verlauf der Richtung von Vergangenheit bis Zukunft und markiert zunächst die Gegenwart, und den Zeitpunkt der Gründung der Einrichtung / des Teams. Der individuelle Eintritt ins System wird gekennzeichnet durch Kärtchen, auf denen der Name notiert wird. Dazu gibt es je ein Kärtchen in derselben Farbe

- für von dem / der Betreffenden ins Team eingebrachte Fähigkeiten,
- für von der Leitung bei Einstellung angefragte Qualitäten und
- für Fähigkeiten, die im weiteren Verlauf entwickelt / eingebracht wurden (diese Fähigkeiten und Qualitäten werden nicht benannt, sondern nur symbolisiert).

Im nächsten Schritt können markante Ereignisse / Projekte / Aufträge aus der Organisationsgeschichte gelegt werden (Kärtchen). Diese können im Gespräch mit den Teammitgliedern entwickelt und diskutiert werden, es gibt Möglichkeiten der individuellen Gestaltung durch Symbole (Schnüre, Knoten, Jahreszahlen usw.). Anschließend beantwortet jede/r für sich schriftlich drei Fragen, die anschließend in der Gruppe vorgelesen werden (keine Diskussion):

- Welche Fähigkeiten habe ich mitgebracht?
- Wegen welcher Fähigkeiten bin ich eingestellt worden?
- Welche habe ich im weiteren Verlauf eingebracht?

Anschließend werden bewältigte Krisen in der Organisation auf Kärtchen an die Zeitlinie gelegt, dazu individuelle Krisen, die im Zeitverlauf bewältigt wurden. Blick auf Ausnahmen: Wo gibt es der aktuellen Situation ähnliche Anlässe in der Vergangenheit, die ohne Krisen verliefen und Hinweise auf Ressourcen geben können? Dann können Symbole für die aktuelle Krise gesucht werden und auf der Time-Line am Punkt der Gegenwart platziert werden. Es folgt ein Austausch über die Symbole, ihre Bedeutung und Auswahl. Jeder geht vom markierten Punkt des eigenen Eintritts in die Organisation die Time-Line ab und findet einen persönlichen Weg, symbolisch die Krise zu überwinden, d.h. über die Symbole hinweg (oder drum herum, darunter her usw.), um so in die unmittelbare Zukunft zu kommen: »Der Tag danach«. Kurze angeleitete Meditation über diesen Punkt: »Wie fühlt es sich an, woran würden Sie und die anderen merken, dass es der erste Tag nach der Krise ist? – Was aus der Vergangenheit hat Ihnen oder der Organisation dabei geholfen – sei es etwas Eigenes oder etwas von anderen?« Dann ein

Hinwenden zur vor einem liegenden Zukunft: »Wofür hat es sich gelohnt, die Krise zu erleben?« Noch einmal über die Schulter nach hinten schauen, mit Wertschätzung auf das schauen, was hinter einem liegt. Dann macht jeder auf der Schnur den »Gang in die weitere Zukunft« (z.B. auch aus dem Raum heraus) und schaut von dort wieder hinein zur Gegenwart und auf den Prozess: »Wo bin ich jetzt? Wofür war die Krise, aus dieser Perspektive gesehen, hilfreich« Aus dieser Perspektive kann jeder einen Satz an das eigene Selbst formulieren, das in der Gegenwart dort noch mitten in der Krise steht, und einen weiteren an das Team bzw. die Organisation. Diese Arbeit sollte möglichst wenig nachbesprochen werden, damit der Prozess seine eigene Wirkung entfalten kann.

## 10.6 Ritualgestaltung: kultische Aspekte der Organisation pflegen

In Organisationen finden jeden Tag, jede Woche, jeden Monat viele Ereignisabfolgen statt, die aus Beobachtersicht Ritualcharakteristika aufweisen, ohne von den Beteiligten als Rituale angesehen zu werden. Dazu gehören offizielle Besprechungen: Fallkonferenzen und Strategiekonferenzen, Teamsitzungen und Assistentenkonferenzen, Hilfeplangespräche und Betriebsratssitzungen, Mitgliederversammlungen und Vorstandssitzungen. Dazu gehören informelle, aber immer wiederkehrende Formen von Kontakt und Informationsaustausch: der Gang zur Kaffeemaschine im Sozialraum; den Chef beim Mittagstisch abpassen; der Nachrichtenaustausch auf dem Flur (»Hast du schon gehört...«). Dazu gehören wiederkehrende Formen, in denen in Krankenhäusern Patienten aufgenommen und über sie Briefe geschrieben werden; in denen in Firmen Kunden umworben und Reklamationen dankbar aufgegriffen oder schroff abgewiesen werden; in denen Besucher freundlich mit einer Tasse Tee empfangen oder auf einem langen düsteren Flur auf der Arme-Sünder-Bank platziert werden.

Diese Ereignisabfolgen sind Alltagsrituale. Ihnen fehlt vieles, was etwa Merkmale eines klassischen – religiös orientierten – Rituals ausmacht:

- Sie sind säkulare Rituale. Ihre Abfolge ist oft nicht explizit (z.B. in schriftlicher Form) formalisiert, sondern »geschieht einfach so« – allerdings immer wieder auffallend ähnlich, in meist stillschweigendem Konsens der Beteiligten.
- Die Beteiligten müssen durch ihre rituellen Handlungen gar nicht bewusst einen »Sinn« zum Ausdruck bringen wollen. Diese rituellen

Handlungen eignen sich, um aus Selbst- oder Fremdbeobachterperspektive latente Sinnstrukturen der Organisation offen zu legen.

Die teilnehmende Beobachtung oder das Erfragen von Alltagsritualen gehören nach unserer Erfahrung zu den die kürzesten Wegen, die Kultur einer Organisation kennenzulernen. Und sie sind Schlüsselereignisse, bei denen kleine Veränderungen große Wirkungen auf diese Kultur zeitigen können. Das macht sie organisationsberaterisch als Ansatzpunkt für Interventionen interessant. Angelehnt an Rappaport (zit. nach Roberts 1995) verstehen wir unter einem Alltagsritual einer Organisation eine Ereignisabfolge mit folgenden Merkmalen:

- Wiederholung: In Handlung, Inhalt oder Form wird immer wieder ganz Ähnliches gesagt oder getan.
- Kollektivität: Indem es gemeinsam getan oder gesagt wird, wird es sozial bedeutsam.
- Ordnung: Es hat einen typischen Anfang, ein typisches Ende, eine typische Dauer.
- Besonderheit: Die Beteiligten verhalten sich oder sprechen »irgendwie anders« als gewöhnlich.
- Sinnträchtigkeit: Sein Ablauf vermag Informationen über bedeutsame Aspekte des Selbstverständnisses der Organisation zu vermitteln.

Der fünfte Punkt ist besonders wichtig. Aus konstruktivistischer Perspektive gibt es kein Alltagsritual an sich: Erst wenn in einem Prozess systemischer Selbstreflexion die Beteiligten als Selbstbeobachter oder ein externer Beobachter solche Sinnzuschreibungen machen, wird es zu einem über die Organisationskultur aussagefähigen Alltagsritual. Erst dann können die Beteiligten bewerten, ob sie diesen Sinn weiterhin in dieser Form ausdrücken wollen, oder anderenfalls durch Änderung der Form ein geändertes Selbstverständnis zum Ausdruck bringen.

**Beispiel**

Eine Klinikweiterbildung findet jeden Montagmorgen von 8 bis 9 Uhr in der Krankenpflegeschule statt. Die Teilnehmer sitzen mit dem Rücken zur Eingangstür des Schulungsraumes. Die Eingangstür knarrt laut und irritierend. Sie knarrt schon seit vielen Jahren und sie wird nie geölt. Jeder, der später als acht Uhr eintritt, löst ein Kopfwenden von ca. 20-30 Kollegen aus. Da die leitenden Kollegen in Krankenhausnähe leben, die Assistenten z.T. eine Autostunde entfernt, sind es in der Regel die älteren, leitenden Ärzte, die sich leicht verstimmt nach den später eintretenden Assistenzärzten umsehen und dezente Missbilligung ausdrücken. Nach ca. zweijährigem Leiden an dieser Situation ersucht eine Assistenzarztgruppe die Klinikleitung, den Beginn der Fortbildung auf 8.15 zu verschieben. Sie erleben das Türknarren als unangemessenes Demütigungsritual. Die Klinikleitung hingegen sieht im pünktlichen Beginn um 8 Uhr ein Symbol der Verlässlichkeit und Einsatzbereitschaft der Assistenzärzte. Schließlich gelingt nach zwei weiteren Jahren ein Kompromiss.

Am Beispiel psychiatrischer Einrichtungen lässt sich gut beschreiben, wie unzeitgemäß gewordene Rituale in einer Organisationsentwicklung mit oder ohne externe Organisationsberatung verändert werden können (Schweitzer et al. 2005).

*Übergangsrituale*
Übergangsrituale verdeutlichen sinnbildlich und eindrücklich, dass und wie die Zeiten sich geändert haben. Sie erinnern noch einmal an das Bisherige und würdigen seine Verdienste; dann stimmen sie auf die kommenden Aufgaben ein. Solche Rituale erleichtern den Übergang von der Pioniers- in die Differenzierungsphase, wie er für junge, schnell gewachsene Organisationen charakteristisch ist.

Beispiel

Ein Verbund sozialtherapeutischer Wohn- und Arbeitsstätten hatte binnen 10 Jahren einen rasanten Wachstumsprozess erlebt. Er hatte mit fünf Mitarbeitern begonnen und war jetzt auf 100 Mitarbeiter angewachsen. Es stand nun die Einführung einer mittleren Hierarchieebene und der Abschied von Traditionen der Pionierphase an. Hier schlug die Beraterin (Liz Nicolai) eine »Museumsgründung« – Museen werden ja meist zur Pflege aussterbenden Brauchtums eingerichtet. Das Organisationsmuseum wurde in Form eines Holzkastens an einer zentralen Wand der Geschäftsstelle aufgebaut. Mitarbeiter konnten dort Notizen oder Gegenstände unterbringen, die dokumentierten, was früher wichtig und nun vergangen war.

Schon etwas ältere Organisationen am Übergang von der Differenzierungs- in die Integrationsphase, denen ihre Spezialisierung inzwischen zum Problem geworden ist, müssen dazu zunächst einmal Spezialdienste wieder auflösen. Das ist zwangsläufig mit Trauer- und gelegentlich mit Widerstandsprozessen verbunden. Trauerrituale können den damit verbundenen Gefühlen eine Legitimität geben. Sind sie durchlebt, können die Mitarbeiter meist leichter zu Neuem schreiten.

*Entscheidungsrituale*

In kleineren Organisationen stehen – etwas holzschnittartig vereinfacht – drei grundsätzliche Entscheidungsmodelle zur Auswahl, die freilich vielfach kombiniert werden können.

- Anordnungsmodell: Der Chef entscheidet
- Konsultationsmodell: Der Mitarbeiter, der »am dichtesten am Fall dran ist«, entscheidet. Wird es schwierig, bittet er erfahrenere Mitarbeiter oder den Chef um Rat.
- Konsensmodell: Alle entscheiden gemeinsam; nur was Konsens erzielt, wird ausgeführt.

Alle drei Modelle haben ihre eigenen Vor- und Nachteile: Das Anordnungsmodell eignet sich bei unerfahrenen Mitarbeitern, bei Eilbedarf und wenn strittige Themen im Team anders nicht entschieden werden können. Es belastet aber, wenn zu umfangreich praktiziert, den Chef mit großer Entscheidungsmenge und kann die Mitarbeiter vom Mitdenken abhalten. Das Konsultationsmodell eignet sich bei erfahrenen und kompetenten Mitarbeitern, erfordert aber einen delegationsbereiten Chef und vertrauensbereite Kollegen. Das Konsensmodell eignet sich bei Entscheidungen, wenn davon vitale Interessen aller Beteiligten berührt werden, die nicht verletzt werden dürften; es kann aber zu Entscheidungsverschleppungen und zu psychosomatischen Reaktionen beim Versuch der Konsensproduktion führen.

*Rituale der Zeitplanung*

Besprechungen sind Rituale, die die zentralen Regeln einer Institution verdeutlichen. Besprechungen können auch Versuche sein, einen Zusammenhang herzustellen, den es ohne sie gar nicht gäbe. Wenn in einer klinischen Institution 70% der Besprechungszeit über Reparaturen am Haus, über neue Formulare oder im angenehmeren Fall über Nachbareinrichtungen getratscht wird, dann geht es wahrscheinlich um solche Produktion von Zusammengehörigkeitsgefühlen. Hier kann die Umwandlung solcher Besprechungen in offiziell abgesegnete gemeinsame Mittagessen ohne formalen Anspruch manchmal entlastend wirken.

Aber nicht überall werden zu viele Besprechungen gemacht. Bei manchen Anfragen nach externer Beratung wird ein schlichter Mangel an genügend hausinternen Besprechungen deutlich – für den sich dann aber meist gute Gründe finden.

Zweimal erfuhr ich bei einer ersten Teamsitzung in stationären Einrichtungen, dass die vierwöchige Teamsupervision die einzige Gelegenheit war, einmal alle Teammitglieder zu treffen – angesichts eines extrem differenzierten Schichtdienstplanes war dies die einzige Attraktion, die alle, vor allem die pflegerischen Mitarbeiter, aus der Freizeit herbeilocken konnte. Diese Einrichtungen fragten mich als Supervisor an, ihnen bei der Lösung der endemischen Kommunikationsprobleme zwischen den Schicht-Teams zu helfen: Nie führte die zweite Schicht fort, was die erste mit den Patienten initiiert und im Stationsbuch auch sorgfältig dokumentiert hatte. Aber solche Probleme sind durch Supervision nicht lösbar, denn wie soll kooperieren, wer sich nie trifft? Hier wurden statt weiterer unendlicher Supervision zwei andere Wege beschritten: eine Dienstplanänderung (eine Mitarbeiterin geht in den festen Tagdienst von 9-17 Uhr, um als konstanter Faktor und als Dolmetscherin zwischen Früh- und Spätschicht beiden verfügbar zu sein) und eine attraktive Gestaltung eines im Wechsel mit der Teamsupervision ebenfalls vierwöchentlich stattfindenden Großteamtreffens.

Organisationen und Berater können sich also mit großem Gewinn einmal die Funktion ihrer Besprechungen anschauen: Wie stark dienen sie der informellen Beziehungspflege, der Ehrerbietung gegenüber dem Chef, der Produktion von Gemeinschaftsgefühl, der Klage über die immer schwieriger werdenden Patienten oder der Bewältigung misstrauischer Besorgnis darüber, was denn die anderen Kollegen eigentlich treiben. Gelingt dies, kann man passgenauer die dafür gerade richtigen Besprechungen entwickeln. Dies können neben regelmäßigen und formalen Konferenzrunden oft auch andere, zeitsparendere und spaßmachendere Formen sein.

## 10.7 »Sprechchöre«: die Selbstzweifel der Organisation vertonen

Glaubenssysteme sind aus Erfahrungen gewonnene, in Sätzen verdichtete und gegen neue Veränderungserfahrungen abgeschottete Überzeugungen. Jeder, der eine Organisation als Mitglied oder von außen beobachtet, wird solche zu komplexen Glaubenssystemen zusammengestellten Überzeugungen benennen können. Sie werden in Gesprächen geäußert oder (häufiger) sie lassen sich vom Beobachter benennen als die »unsichtbare Devise« hinter dem (ansonsten oft schwer verständlichen) Handeln der Akteure.

Manche Glaubenssätze stärken und inspirieren eine Organisation, andere lähmen und schwächen sie. Man mag sich das Erleben von Organisationsmitgliedern einmal im Selbstversuch verdeutlichen, die z.B.

folgenden Glaubenssätzen folgen, welche sich nur in kleinen, aber bedeutsamen Nuancen unterscheiden:

- »Wir waren schon immer führend – daran kann und wird sich nichts ändern.«
- »Wir haben gute Chancen, die Führenden zu bleiben.«
- »Wenn wir nicht die Führenden bleiben, stürzen wir ins Nichts.«
- »Wir waren noch nie führend und haben auch keine Chancen.«

Mit einer gewissen Wahrscheinlichkeit wird der erste Satz einladen zu zufriedenem Phlegma, der zweite zu einer optimistischen Leistungsorientierung, der dritte zu einer verzweifelten Leistungsorientierung, der vierte zum Aufgeben von vornherein.

Solche Glaubenssätze können mit der Sprechchortechnik verdeutlicht und bearbeitet werden, die Jochen Schweitzer Anfang der 1990er Jahr entwickelt hat. Das lässt sich realisieren z.B. in einem ca. einstündigen Workshop, der folgenden Schritten folgt: Alle Teilnehmer notieren individuell auf einem Zettel ihr Antworten auf die folgenden Fragen: »Was finde ich an der Arbeit unserer Organisation am schlechtesten? Wer ist schuld daran? Wie viel / wie wenig können wir daran verändern? Was müssten wir zu uns sagen, damit es noch schlimmer wird? Was müssten wir tun, damit es noch schlimmer wird? Was könnten wir zu uns sagen, damit es besser wird? Was könnten wir tun, damit es besser wird?«

Kleine Gruppen von drei bis vier Teilnehmern tauschen sich über ihre Antworten aus. An einer Flipchart werden die Antworten auf die Fragen »Was müssten wir zu uns sagen, damit es noch schlimmer wird« (Problem-Trance-Sätze) und »Was könnten wir zu uns sagen, damit es besser wird« aufgeschrieben (Lösungs-Trance-Sätze). In einer Umfrage werden danach diejenigen Sätze ermittelt, die für die meisten Teilnehmer ein besonders »herunterziehendes« oder aber »stimulierendes« Potenzial haben.

Es werden zwei große Sprechchöre gegründet, jeweils mit mindestens der Hälfte der Workshopteilnehmer. Der erste, der »Problemchor« intoniert einige wenige der prominentesten Problem-Trance-Sätze. Danach intoniert der »Lösungschor« einige wenige der prominentesten Lösungs-Trance-Sätze. Die Chöre singen für jeweils einen ausgesuchten Kollegen (»Zuhörer«), der sich mit dem »Dirigenten« (dem Moderator) vor den Chor diesem gegenüberstellt und sich vom Chor »seinen« Satz vorsingen oder vorsprechen lässt.

»Problem-Trance-Sätze« müssen so lange wiederholt gesungen werden, bis sich beim »Zuhörer« neue Reaktionen einstellen. Dies kann Ärger auf sich selbst sein (»Warum quäle ich mich mit so einem Satz«), dies können differenzierende Ideen sein (»Das stimmt nicht immer«), dies können Neubewertungen des Glaubenssatzes sein (»Es ist viel gesünder, nicht immer an der Spitze zu stehen«), es können neue Handlungsideen (»Ich würde gern etwas Neues probieren«) oder neue Haltungsideen sein (»Probier's mal mit Gemütlichkeit«). Chor und Dirigent machen Folgendes:

a) Sie wiederholen den jeweiligen Satz solange, bis sich beim Zuhörer neue Impulse einstellen.
b) Die neuen Impulse werden als neuer Satz formuliert und im Chor eingeführt – die Mehrheit der Sänger singt den alten Satz weiter, eine Minderheit intoniert im Wechsel dazu den neuen Satz.
c) In einem Sängerwettstreit treten diese Sätze gegeneinander an. Beim Zuhörer entstehen dann oft dritte (später vierte, fünfte....) Ideen, die als jeweils neue Stimme, von immer differenzierter werdenden Teilchören vorgetragen, in das Konzert integriert werden.
d) Der Prozess endet, wenn der Zuhörer den Eindruck gewonnen hat, das inzwischen stark veränderte Konzert gebe ihm Kraft, Energie oder zumindest Ruhe, statt ihn herunterzuziehen.

Lösungs-Trance-Sätze werden kürzer intoniert. Ihr Hören stellt eine »Feierstunde« dar. Sie dürfen nicht lange »durchgenudelt« werden, sonst können sie ihre Wirkung verlieren. Wenn der »Zuhörer« ein »inneres Tonband« aufgenommen hat, das er mit nach Hause nimmt, hört der Chor auf.

Sprechchöre wirken als Anti-Depressivum, zudem gegen ängstliche und selbstunsichere Glaubenssätze. Sie taugen nichts zur Überwindung von Konflikt und Feindseligkeit zwischen Einzelnen oder Gruppen. Das oben beschriebene Vorgehen enthält Elemente der Externalisierung, der Ritualisierung und der paradoxen Intention in sich. Durch den musikalischen und insbesondere den rhythmischen Charakter der Übung vermag sie im Erfolgsfall einen gewissen »Swing« in die Organisation zu tragen.

## Literatur zum Weiterlesen

**Schlippe**, A. von (2009b). Der Blick aus dem Adlerhorst. Reflektierende Positionen in der Teamentwicklung. In: Neumann-Wirsig, H. (Hg.). Supervisions-Tools. Bonn: ManagerSeminare, 181-187

**Zwack**; J. / Zwack, M. / Schweitzer, J. (2007). Systemische Teamberatung – Mitarbeiter und Führungskräfte miteinander ins Gespräch bringen. In: Schlippe, A. von / Zwack, J. / Schweitzer, J. (Hg). Themenheft Coaching und Organisationsberatung der Zeitschrift Psychotherapie im Dialog 7 (3), 267-273

# Serviceteil

## Glossar

*Ambivalenzen:* Nebeneinander von gegensätzlichen Gefühlen und Wünschen

*Coaching:* Beratung bei Arbeitsplatz- und Lebensplanungsfragen, typischerweise für einzelne Führungskräfte

*Contracting;* Prozess der kontinuierlichen Auftragsklärung im Beratungsprozess – die Verlaufsform ist hier passender als das deutsche »Auftragsklärung«

*dekonstruieren:* den Fokus auf das nicht Gesagte richten und scheinbare Gewissheiten hinterfragen

*dyadisch:* Beziehung zwischen zwei Parteien

*Dysfunktionalität:* ein soziales System ist für anstehende Entwicklungsaufgaben nicht gerüstet

*Fallmanagement:* mehrere Fachleute betreuen denselben Klienten; einer koordiniert diese Dienstleistungen

*Familiensetting:* Gespräche, die im Gegensatz zum Einzel- oder Paarsetting mit der ganzen Familie geführt werden

*Familientherapie:* mehrere Familienmitglieder suchen mit TherapeutIn in meist mehreren Gesprächen die Linderung einer Symptomatik und/oder die Lösung eines Beziehungsproblems zu erreichen

*Feedforward:* wichtige Information aus einer imaginierten Zukunft, für die Gestaltung der Gegenwart

*Fluktuationsverstärkungen:* Spontane ungeordnete Bewegungen werden durch Energie- oder Informationszufuhr von außen so verstärkt, dass das System in einen neuen Ordnungszustand »kippt«

*Generische Prinzipien:* allgemeine, für unterschiedlichste Therapie- und Beratungsansätze wirksame Mechanismen

*Genogramm:* graphische Darstellung eines Familienstammbaums über mindestens drei Generationen

*Hypnotherapie:* die Nutzung veränderter Aufmerksamkeitsfokussierungen (Trancen) zur Problemlösung

*Hypothesen:* unbestätigte Vorannahmen, die Fragen anregen und so neue Erkenntnisse hervorbringen

*Heuristik:* Strategie, die das Streben nach Erkenntnis und das Finden von Wegen zum Ziel planvoll gestaltet und den Lösungsweg nicht von vornherein festgelegt.

*Improvisation:* spontanes Handeln »aus dem Moment heraus«

*Kairos:* der »gute Augenblick«, in dem »die Dinge leicht gelingen«

*Kausalität:* Verursachung

*Kontrakt* → Contracting

*logische Buchhaltung:* Unterscheidung zwischen Elementen und Klassen von Elementen

*Managed Care:* Krankenkassen übertragen einem Gesundheitskonzern die Versorgung aller ihrer Patienten zu einem Pauschalpreis

*metaphorisch:* etwas sinnbildlich, in übertragener Bedeutung ausdrücken

*Migranten:* Einwanderer aus anderen Ländern

*Mobbing:* absichtliches Schikanieren, Quälen oder Isolieren eines Mitarbeiters oder Mitschülers

*narrativer Ansatz:* Therapie und Beratung durch das Erzählen und allmähliche Neu-Erzählen von Geschichten, die das Leben von Personen oder Organisationen positiv oder negativ beeinflussen

*Organigramm:* Organisationsplan, Organisationsschaubild, Stellenplan, eine grafische Darstellung der Leitungsorganisation

*Perspektivität:* das Bewusstsein, dass ein Phänomen aus unterschiedlichen Blickwinkeln betrachtet anders gesehen wird

*Psychose:* psychische Störung des Realitätsbezugs von meist großer Intensität, mit vielen Unterformen

*Rahmung:* verbal und nonverbal bewusst geschaffener emotionaler und Bedeutungskontext, in den ein Gespräch eingebettet ist

*Reflecting Team* → Reflektierende Positionen

*Reflektierende Positionen:* Versuch, mit Rat suchenden Systemen in »hilfreiche Konversationen« einzutreten und so einen Kontext von Kooperation zu eröffnen

*Reflexivität:* Versuch, das eigene Beteiligtsein an wiederkehrenden Interaktionsprozessen zu erkennen

*Reframing:* »Umdeutung«, die einer Situation oder einem Geschehen eine andere Bedeutung oder einen anderen Sinn zuweist und dadurch einen anderen Blickwinkel erlaubt

*Ressourcen:* Mittel, die benötigt werden, um eine bestimmte Aufgabe zu lösen.

*Setting:* Gestaltung der Beratungssituation durch den Berater

*Strukturaufstellungen:* Formen der Aufstellung, z.B. Problemaufstellung, Zielannäherungsaufstellung sowie Tetralemmaaufstellung

*Supervision:* kollegiales Fachgespräch über Betreuungs- oder Behandlungsfälle mit dem Ziel, die fachliche Arbeit zu verbessern

*Symptom:* Beschwerdezeichen, das eine Krankheit anzeigen kann, aber nicht muss

*Systeme:* Gruppen von miteinander verbundenen Elementen, durch eine Grenze von ihrer Umwelt unterscheidbar

*triadisch:* Beziehung zwischen drei Parteien

*Triangulation:* zwei Parteien beziehen eine dritte in ihren Konflikt ein

*zirkulär:* Frageform, die nach Mustern statt Dingen fragt und davon ausgeht, dass alles Verhalten als kommunikatives Angebot verstanden werden kann

## Weiterführende Literatur

Andersen, T. (1990). Das reflektierende Team. Dortmund

Anderson, H. / Goolishian, H. (1992). Therapie als ein System in Sprache: Geschichten erzählen und Nicht-Wissen in Therapien. In: systeme 6(1): 15-21

Bandler, R. / Grinder, J. (1985). Reframing. Ein ökologischer Ansatz in der Psychotherapie. Paderborn

Bateson, G. (1981). Ökologie des Geistes. Frankfurt/M.

Boscolo, L. / Bertrando, P. (1997). Systemische Einzeltherapie. Heidelberg

Bruner, J. (1997). Sinn, Kultur und Ich-Identität. Heidelberg

Caby, F. / Caby, A. (2009). Die kleine psychotherapeutische Schatzkiste. Dortmund

Conen, M.-L. (1999). »Unfreiwilligkeit« – ein Lösungsverhalten. Zwangskontexte und systemische Therapie und Beratung. Familiendynamik 24(3), 28-297

Conen, M.-L. (2005). Zwangskontexte konstruktiv nutzen – Psychotherapie und Beratung bei »hoffnungslosen« Klienten. Psychotherapie im Dialog 5(2)

Conen, M.-L. (2007). Ressourcenorientierung als therapeutische Grundhaltung. Familiendynamik 32(1), 41-54

Deissler, K. (1997). Sich selbst erfinden. Von systemischen Interventionen zu selbstreflexiven therapeutischen Gesprächen. Münster

Ebbecke-Nohlen, A. (2010). Einführung in die Systemische Supervision. Heidelberg

Efran, J. / Lukens, M. / Lukens, R. (1992). Sprache, Struktur und Wandel. Dortmund

Fliegel, St. / Kämmerer, A. (Hg., 2006). Psychotherapeutische Schätze. Tübingen

Fliegel, St. / Kämmerer, A. (Hg., 2009). Psychotherapeutische Schätze II. Tübingen

Foerster, H. von (1991). Was ist das Gedächtnis, dass es Rückschau und Vorschau ermöglicht? In: Schmidt, S. J. (Hg.). Gedächtnis. Probleme und Perspektiven der interdisziplinären Gedächtnisforschung. Frankfurt/M.

Furman, B. / Ahola, T. (1995). Die Zukunft ist das Land, das niemandem gehört. Probleme lösen im Gespräch. Stuttgart

Gergen, K. (2002). Konstruierte Wirklichkeiten. Eine Hinführung zum sozialen Konstruktionismus. Stuttgart

Gester, P. / Clement, U. (2001). Territorigramm. Romanshorn (CH)

Goolishian, H. / Anderson, H. (1997). Menschliche Systeme. In: Reiter, L. et al. (Hg.), 253-288

Grabbe, Michael (2003). Time-Line in der Krisenintervention. In: Psychotherapie im Dialog 4(4), 376-379

Groth, T. (2005). Organisationsaufstellung – systemtheoretisch gewendet. In: Mohe, M. (Hg.), 139-158

Hargens, J. (2004). Aller Anfang ist ein Anfang. Gestaltungsmöglichkeiten hilfreicher systemischer Gespräche. Göttingen

Hargens, J. / Schlippe, A. von (1998). Das Spiel der Ideen. Reflektierendes Team und systemische Praxis. Dortmund

Hansen, H. (2007). A bis Z der Interventionen in der Paar- und Familientherapie. Stuttgart

Hesse, J. / Friederich, Th. / Greve, N. / Hennecke, C. / Herder, K. / Schuchardt-Hain, C. / Wittmund, B. (2001). Systemische Gruppenpsychotherapie. Psychotherapie im Dialog 2(1), S. 44-51

Imber-Black, E. / Roberts, J. / Whiting, R. (1995). Rituale in Familien und Familientherapie. Heidelberg

Jaynes, J. (1993). Der Ursprung des Bewusstseins. Reinbek

Kallabis, O. (1992). Gestaltung von Dreieckskontrakten – eine Kontraktierung zwischen drei Interessenvertretern. Supervision 22, 14-29

Klein, R. / Kannicht, A. (2009). Einführung in die Praxis der systemischen Therapie und Beratung. Heidelberg

König, O. (2004). Familienwelten. Theorie und Praxis von Familienaufstellungen. Stuttgart

Königswieser, R. / Hillebrand, M. (2004). Einführung in die systemische Organisationsberatung. Heidelberg

Kriz, J. (1999). Systemtheorie für Psychotherapeuten, Psychologen und Mediziner. Wien

Kriz, J. (2001). Grundkonzepte der Psychotherapie. 5. v. überarb. Aufl. Weinheim

Kriz, J. (2004). Personzentrierte Systemtheorie. Grundfragen und Kernaspekte. In: Schlippe, A. von / Kriz, W.C. (Hg.). Personzentrierung und Systemtheorie. Perspektiven für psychotherapeutisches Handeln. Göttingen, 13-67

Kruse, P. (2004). Next practice. Erfolgreiches Management von Instabilität. Offenbach

Laing, R. / Philipson, H. / Lee, A. (1971). Interpersonelle Wahrnehmung. Frankfurt/M.

Levold, T. (1997). Affekt und System. Plädoyer für eine Perspektivenerweiterung. System Familie 10(3), 120-127

Liechti, J. (2009). Dann komm ich halt, sag aber nichts. Motivierung Jugendlicher in Therapie und Beratung. Heidelberg

Loth, W. (1998). Auf den Spuren hilfreicher Veränderungen. Das Entwickeln Klinischer Kontrakte. Dortmund

Loth, W. / Schlippe, A. von (2004). Die therapeutische Beziehung aus systemischer Sicht. In: Psychotherapie im Dialog 5(4), 341-347

Ludewig, K. (1992). Systemische Therapie. Grundlagen klinischer Theorie und Praxis. Stuttgart

Ludewig, K. (2002). Leitmotive systemischer Therapie. Stuttgart

Ludewig, K. / Pflieger, K. / Wilken, U. / Jacobskötter, G. (1983). Entwicklung eines Verfahrens zur Darstellung von Familienbeziehungen: das Familienbrett. Familiendynamik 8(3), 235-251

Luhmann, N. (1984). Soziale Systeme. Frankfurt/M.

Luhmann, N. (1988). Therapeutische Systeme – Fragen an Niklas Luhmann. In: Simon, F.B. (Hg.). Lebende Systeme. Wirklichkeitskonstruktionen in der systemischen Therapie. Berlin, 124-138

Manteuffel, A. / Schiepek, G. (1998). Systeme spielen. Selbstorganisation und Kompetenzentwicklung in sozialen Systemen. Göttingen

Mercier, P. (2004). Nachtzug nach Lissabon. München

Mohe, M. (Hg., 2005). Innovative Beratungskonzepte. Ansätze, Fallbeispiele, Reflexionen. Leonberg

Natho, F. (2005). Die Lösung liegt im Team. Handbuch zur Arbeit mit der Skalierungsscheibe im Rahmen von Problemlösung und Teamentwicklung. Dessau

Nemetschek, P. (2002). »Wenn ich mal groß bin!« Alltagstrance und familientherapeutisches Arbeiten mit Kindern und Eltern. In Holtz, K.L. / Mrochen, S. / Nemetschek, P. / Trenkle, B.(Hg.). Lust aufs Großwerden. 2. Aufl. Heidelberg

Nicolai, E. / Schweitzer, J. / Weber, G. / Hirschenberger, N. / Verres, R. (2001). Woran erkennt man, dass psychiatrische Organisationen »systemisch arbeiten«? In: Familiendynamik 26(2), 117-134

Omer, H. / Alon. N. (1997). Constructing therapeutic narratives. Northvale

Omer, H. / Alon, N. / Schlippe, A. von (2007). Feindbilder. Psychologie der Dämonisierung. Göttingen

Reiss, D. / Olivieri, M. (1983). Family paradigm and family coping. In: Olson, D. / Miller, B. (Hg.), Family Studies Review Yearbook I. New York

Reiter, L. / Brunner, E. J. / Reiter-Theil, St. (Hg., 1997). Von der Familientherapie zur systemischen Perspektive. 2. vollständig überarb. Aufl. Berlin / Heidelberg

Retzlaff, R. (2008). Spiel-Räume. Lehrbuch der systemischen Therapie mit Kindern und Jugendlichen. Stuttgart

Ritscher, W. (2002). Systemische Modelle für die Soziale Arbeit. Heidelberg

Roberts, J. (1995). Den Rahmen abstecken: Definition, Funktion und Typologie von Ritualen. In: Imber-Black, E. et al., 16-72

Schiepek, G. (1999). Die Grundlagen der systemischen Therapie. Göttingen

Schiepek, G. (2004). Synergetisches Prozessmanagement – ein Beitrag zur Theorie und Praxis der Psychotherapie. In: Schlippe, A. von / Kriz, W. C. (Hg.). Personzentrierung und Systemtheorie. Perspektiven für psychotherapeutisches Handeln. Göttingen, 252-268

Schindler, H. (1995). Die Zeitlinie. In: Systhema 9(1). 53-60

Schindler, H. (2002). Erlebnisintensive Methoden in der systemischen Einzeltherapie. In: Familiendynamik, 27(4), 468-487

Schlippe, A. von (2001). Therapeutische Zugänge zu familiären Wirklichkeiten. Ein Beitrag zu einer klinischen Familienpsychologie. In: Walper, S. / Pekrun,

R. (Hg.). Familie und Entwicklung. Perspektiven der Familienpsychologie. Göttingen, 345-363

Schlippe, A. von (2003). Grundlagen systemischer Beratung In: Zander, B. / Knorr, M. (Hg.). Systemische Arbeit in der Erziehungsberatung. Göttingen, 30-54

Schlippe, A. von (2009a). Das Auftragskarussell als Instrument der Fallsupervision. In: Neumann-Wirsig, H. (Hg.). Supervisions-Tools. Bonn, 226-233

Schlippe, A. von (2009b). Der Blick aus dem Adlerhorst. In: Neumann-Wirsig, H. (Hg.). Supervisions-Tools. Bonn, 181-187

Schlippe, A. von (2009c). Logische Buchhaltung: vom Anlass über das Anliegen zum Auftrag. In: Fliegel, St. / Kämmerer, A. (Hg.). Psychotherapeutische Schätze II. Tübingen, 114-116

Schlippe, A. von / Braun-Brönneke, A. / Schröder, K. (1998). Systemische Therapie als engagierter Austausch von Wirklichkeitsbeschreibungen. Empirische Rekonstruktionen therapeutischer Interaktionen. System Familie 11(2), 70-79

Schlippe, A. von / El Hachimi, M. / Jürgens, G. (2003). Multikulturelle systemische Praxis. Heidelberg

Schlippe, A. von / Kriz. J. (1993). Skulpturarbeit und zirkuläres Fragen. Eine integrative Perspektive auf zwei systemtherapeutische Techniken aus der Sicht der personzentrierten Systemtheorie. Integrative Therapie 19(3), 222-241

Schlippe, A. von / Kriz, W. C. (Hg., 2004). Personzentrierung und Systemtheorie. Perspektiven für psychotherapeutisches Handeln. Göttingen

Schlippe, A. von / Molter, H. / Böhmer, N. (1994). Zugänge zu familiären Wirklichkeiten. Lehrfilm (und Begleittext) der Videocooperative Ruhr, Kielstr.10, 44145 Dortmund

Schmid, B. / Hipp, J. (2003). Kontraktgestaltung im Coaching. In: Organisationsentwicklung, Supervision, Coaching 3, 255-263

Schneewind, K. (1991). Familienpsychologie. Stuttgart

Schulz-von Thun, F. / Stegemann, W. (Hg., 2004). Das innere Team in Aktion. Reinbek

Schwartz, R. (1997). Systemische Therapie mit der inneren Familie. München

Schweitzer, J. (1995). Kundenorientierung als systemische Dienstleistungsphilosophie. Familiendynamik 20(3), 292-313

Schweitzer, J. (2005). Organisationen systemisch in Schwung bringen – einige handlungsorientierte kreative Methoden. Kontext 36 (4), 324-340

Schweitzer, J. (2006). Elterliche Sorgen lindern. Zeitlinien und Sprechchöre im Elterncoaching. In: Tsirigotis, C. / Schlippe, A. von / Schweitzer, J. (Hg.). Coaching für Eltern, 233-241. Heidelberg

Schweitzer, J. / Eggemann-Dann, H.W. / Heise, R. / Schwing R. / Brech, C. / Bauer R. / Klein, A. / Kronmüller J. / Rohrwick, H. / Seepe, S. / Zimmermann, W.

(1999): Jugendhilfe aus der Hubschrauberperspektive. Systemisch reflektiertes Fallmanagement im Jugendamt. Neue Praxis, Zeitschrift, für Sozialarbeit, Sozialpädagogik und Sozialpolitik 29 (2), 193-199

Schweitzer, J. / Nicolai, E. / Hirschenberger, N. (2005): Wenn Krankenhäuser Stimmen hören. Lernprozesse in psychiatrischen Organisationen. Göttingen

Schweitzer, J. / Retzer, A. / Fischer, H.R. (Hg., 1992). Systemische Praxis und Postmoderne. Frankfurt/M.

Schweitzer, J. / Schumacher, B. (1995). Die unendliche und die endliche Psychiatrie. Zum Umgang mit Chronizität. Heidelberg

Schweitzer, J. / Weber, G. (1982). Beziehung als Metapher: die Familienskulptur als diagnostische, therapeutische und Ausbildungstechnik. Familiendynamik 7, 113-128

Selvini Palazzoli, M. / Boscolo, L. / Cecchin, G. / Prata, G. (1981). Hypothetisieren, Zirkularität, Neutralität: drei Richtlinien für den Leiter der Sitzung. Familiendynamik 6, 123-139

Selvini Palazzoli, M. / Boscolo, L. / Cecchin, G. / Prata, G. (1983). Das Problem des Zuweisenden. In: Zeitschrift für Systemische Therapie 1(3), 11-20

Shazer, St. de (1988). Therapie als System. Entwurf einer Theorie. In: Reiter, L. et al. (Hg.). Von der Familientherapie zur systemischen Perspektive. 2. vollständig überarbeitete Aufl. Berlin / Heidelberg, 217-229

Simon, F.B. (Hg., 1988). Lebende Systeme. Wirklichkeitskonstruktionen in der systemischen Therapie. Berlin

Simon, F.B. / Clement, U. / Stierlin, H. (1999). Die Sprache der Familientherapie – ein Vokabular. Stuttgart

Stachowske, R. (2002). Mehrgenerationentherapie und Genogramme in der Drogenhilfe. Drogenabhängigkeit und Familiengeschichte. Heidelberg

Stierlin, H. (1988). Die Familie als Ort psychosomatischer Erkrankungen. Familiendynamik 13, 287-299

Sydow, K. von / Beher, S. / Retzlaff, R. / Schweitzer, J. (2007). Die Wirksamkeit der Systemischen Therapie / Familientherapie. Göttingen

Trebesch, C. (2000). Organisationsentwicklung. Konzepte, Strategien, Fallstudien. Stuttgart

Tsirigotis, C. / Schlippe, A. von / Schweitzer-Rothers, J. (2006). Coaching für Eltern. Heidelberg

Varga von Kibéd, M. / Sparrer, I. (2000). Ganz im Gegenteil. Tetralemmaarbeit und andere Grundformen Systemischer Strukturaufstellungen – für Querdenker und solche, die es werden wollen. Heidelberg

Voss, R. (Hg., 2005). Lernlust und EigenSinn. Systemisch-konstruktivistische Lernwelten. Heidelberg

Walter, J. L. / Peller, J.E. (1994). Lösungsorientierte Kurztherapie. Dortmund

Watzlawick, P. (1983). Anleitung zum Unglücklichsein. München

Watzlawick, P. / Weakland, J. / Fisch, R. (1974). Lösungen. Stuttgart

Weber, G. (Hg., 1993). Zweierlei Glück. Die systemische Psychotherapie Bert Hellingers. Heidelberg

Wedekind, E. / Georgi, H. (2005). Orientierende Rahmung – Überlegungen zu einem systemischen Leitungsverständnis. In: Schindler, H. / Schlippe, A. von (Hg.). Anwendungsfelder systemischer Praxis. Dortmund, 265-284

Welter-Enderlin, R. / Hildenbrand, B. (1996). Systemische Therapie als Begegnung. Stuttgart

White, M. (1992). Therapie als Dekonstruktion. In: Schweitzer, J. et al. (Hg.). Systemische Praxis und Postmoderne. Frankfurt/M., 39-63

Wimmer, R. (2004). Organisation und Beratung. Heidelberg

Zwack; J. / Zwack, M. / Schweitzer, J. (2007). Systemische Teamberatung – Mitarbeiter und Führungskräfte miteinander ins Gespräch bringen. In: Schlippe, A. von / Zwack, J. / Schweitzer, J. (Hg.). Themenheft Coaching und Organisationsberatung der Zeitschrift Psychotherapie im Dialog 7 (3), 267-273

## Als Einführungslektüre besonders empfohlen

Kindl-Beilfuss, C. (2008). Fragen können wie Küsse schmecken. Systemische Fragetechniken für Anfänger und Fortgeschrittene. Heidelberg

Schindler, H. / Schlippe, A. von (Hg., 2005). Anwendungsfelder systemischer Praxis – ein Handbuch. Dortmund

Schlippe, A. von / Schweitzer, J. (1996). Lehrbuch der systemischen Therapie und Beratung. Göttingen

Schweitzer, J. / Schlippe A. von (2006). Lehrbuch der systemischen Therapie und Beratung BD II: Das störungsspezifische Wissen. Göttingen

Schwing, R. / Fryszer, A. (2007). Systemisches Handwerk. Werkzeug für die Praxis. Göttingen

Simon, F. / Rech-Simon, Ch. (1999). Zirkuläres Fragen. Systemische Therapie in Fallbeispielen: Ein Lernbuch. Heidelberg

## Wichtige Websites

www.dgsf.org
www.familiendynamik.de
www.familientherapie.org
www.hsi-heidelberg.de
www.if-weinheim.de
www.psychotherapie-netzwerk.de
www.systemisch.net
www.systemische-gesellschaft.de
www.systemisch-forschen.de
www.systemagazin.de